TWIN PILLARS ACADEMIC PRESS

Bioestadística

para las carreras de Farmacia y Bioquímica

Dr. Agustín M. Iglesias Díez

Profesor Titular de Estadística y Epidemiología
Facultad de Ciencias de la Salud
Universidad Maimónides

Iglesias Díez, Agustín María

Bioestadística : para las carreras de Farmacia y Bioquímica / Agustín María Iglesias Díez. - 1a ed. - Ciudad Autónoma de Buenos Aires : Twin Pillars Academic Press, 2026.

134 p. ; 26 x 18 cm.

ISBN 978-631-91905-2-6

1. Bioestadísticas. I. Título.

CDD 572

Primera edición, 2026

Edición impresa mediante el sistema de impresión bajo demanda. En razón de esta modalidad no existe una tirada fija: cada ejemplar se imprime individualmente al procesarse el pedido.

Impreso en: Kindle Direct Publishing (Amazon.com Services LLC), impresión bajo demanda en la planta correspondiente al país de destino de cada pedido.

PUBLICADO POR

TWIN PILLARS® ACADEMIC PRESS

Buenos Aires, Argentina

Guardia Vieja 3975 3B, Buenos Aires, Argentina

editor@twinpillars.uk

www.twinpillars.uk

Contenido

Prólogo

Este libro nació de una convicción y de una dificultad. La convicción: que ningún profesional de la salud puede leer con lucidez la literatura científica —ni tomar buenas decisiones— sin entender la estadística que la sostiene. La dificultad: que muchos estudiantes de Farmacia y Bioquímica llegan a la materia con temor a la matemática, convencidos de que es un obstáculo a sortear y no una herramienta a dominar.

Bioestadística se propone desactivar ese temor. Por eso no empieza con fórmulas, sino con una forma de pensar; explica cada herramienta con la intuición antes que con el símbolo, y apoya cada concepto en ejemplos del mundo farmacéutico y sanitario, resueltos paso a paso. La regla que gobierna todo el texto es la comprensión, no la memorización.

El recorrido va del método científico y la matemática mínima indispensable a la estadística descriptiva, la probabilidad y las distribuciones; y de allí a la inferencia: los intervalos de confianza, la prueba de hipótesis, el análisis de la varianza y la regresión, hasta una guía práctica para elegir la prueba correcta. Todo el material se resuelve con una planilla de cálculo gratuita, al alcance de cualquiera.

Este libro tiene una obra complementaria, *Epidemiología y Farmacoepidemiología*, donde este mismo instrumental se pone a trabajar sobre la salud de las poblaciones y los medicamentos: aquí se forja la herramienta; allí se la usa. Si al terminar estas páginas el lector mira una tabla, un promedio o un resultado con una mezcla de curiosidad y sano escepticismo —y sabe qué preguntas hacerle—, el objetivo estará cumplido.

Dr. Agustín M. Iglesias Díez

Cómo usar este libro

Cada capítulo sigue una estructura constante, pensada para acompañar el aprendizaje. Conocer sus piezas ayuda a aprovecharlo.

LOS RECUADROS Y SUS COLORES

- **¿Qué vas a aprender?** abre cada capítulo con sus objetivos.
- **Idea clave:** el concepto que no hay que perder de vista.
- **Paso a paso:** un cálculo o razonamiento resuelto en detalle.
- **¡Ojo! Error frecuente:** las trampas y confusiones más comunes.
- **En la farmacia / En el hospital:** el concepto aplicado a la práctica profesional.
- **Un poco de historia y Para curiosos:** contexto y profundización opcional.
- **Excel en acción:** cómo hacerlo con la planilla de cálculo.
- **Para recordar:** el resumen final de cada capítulo.

Al final de cada capítulo, la sección **Ponete a prueba** ofrece preguntas de opción múltiple, verdadero/falso, problemas y casos, **todos con sus soluciones**, para verificar lo aprendido. Las figuras y sus cálculos están verificados numéricamente.

EL SOFTWARE DE PRÁCTICA

Todo el material práctico se resuelve con **Excel** y su complemento gratuito **Herramientas para análisis** (Archivo → Opciones → Complementos → Administrar → tildar "Herramientas para análisis"). No hace falta ningún programa pago ni conocimientos de programación.

EL MATERIAL DE CONSULTA (al final del libro)

- **Formulario esencial:** todas las fórmulas clave, por capítulo.
- **Tablas estadísticas:** Z, t de Student, χ^2 y F de Fisher.
- **Glosario:** definiciones breves de los términos clave.
- **Simulacros de parcial:** exámenes de práctica con soluciones.

MÓDULO: MÉTODO Y RAZONAMIENTO CIENTÍFICO

Capítulo 1 · El método científico: la lógica antes que los números

Este es un libro de estadística y epidemiología, pero no empieza con números: empieza con una **forma de pensar**. La razón es simple. Un cálculo impecable sobre datos mal obtenidos produce una conclusión falsa con apariencia de rigor. Antes de aprender a medir hay que aprender a **razonar sobre la evidencia**: distinguir una coincidencia de una causa, una hipótesis seria de una que no se puede poner a prueba, un error de azar de un error que ninguna cantidad de datos corregirá. Ese es el equipamiento mental que este capítulo te entrega, y sobre el que se apoya todo lo demás.

Casi no vas a encontrar fórmulas aquí. Vas a encontrar **ideas**: las mismas que usan, muchas veces sin nombrarlas, quienes leen bien un trabajo científico o diseñan un buen estudio. Tómate el tiempo de entenderlas, porque son las que después le darán sentido a cada media, a cada intervalo de confianza y a cada odds ratio.

¿QUÉ VAS A APRENDER?

- Qué distingue al conocimiento científico de otras formas de creer, y por qué la contrastabilidad es la clave.
- La diferencia entre razonar por deducción y por inducción, y por qué ninguna cantidad de casos “prueba” una ley.
- Cómo funciona, paso a paso, el método hipotético-deductivo, con un ejemplo trabajado de principio a fin.
- Cómo distinguir casualidad de causalidad, y las tres explicaciones que hay que descartar antes de hablar de causa.
- Qué son la causa necesaria y la suficiente, y los criterios de Bradford Hill.
- La diferencia entre el error aleatorio (azar) y el sistemático (sesgo), y por qué se combaten distinto; los tres grandes sesgos y la validez interna y externa.

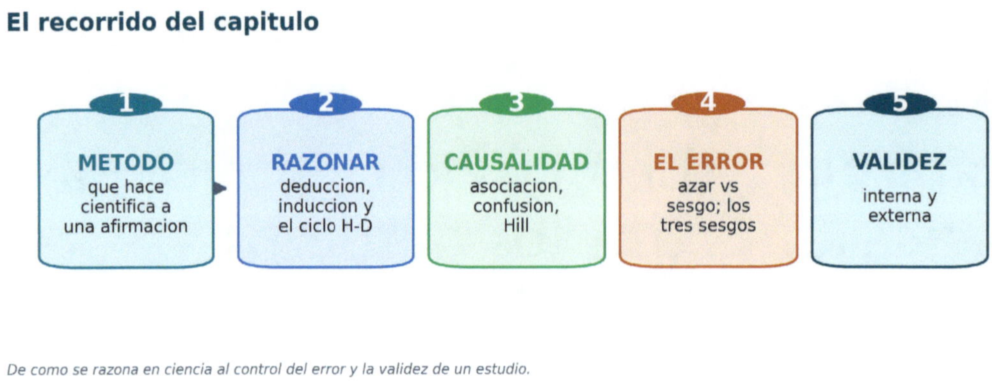
El recorrido del capitulo
1
METODO
que hace cientifica a una afirmacion
2
RAZONAR
deduccion, induccion y el ciclo H-D
3
CAUSALIDAD
asociacion, confusion, Hill
4
EL ERROR
azar vs sesgo; los tres sesgos
5
VALIDEZ
interna y externa
De como se razona en ciencia al control del error y la validez de un estudio.

Figura 1.1. El recorrido del capítulo: del método al control del error y la validez.

1.1 · ¿Qué es la ciencia?

Todos sostenemos creencias, pero no todas se fundan igual. El filósofo Charles Peirce describió cuatro maneras de "fijar" una creencia. La primera es la **tenacidad**: creer algo simplemente porque siempre lo creímos. La segunda es la **autoridad**: lo creo porque lo dice alguien con poder o prestigio. La tercera es la **razón a priori**: aceptar lo que "resulta evidente a la razón". Las tres son cómodas y a veces útiles, pero comparten un defecto fatal: no tienen forma de corregirse cuando se equivocan. La cuarta manera es la **ciencia**, y su rasgo distintivo es precisamente ese: es la única que incorpora un mecanismo para detectar y enmendar sus propios errores confrontándose con la realidad.

¿Qué hace, entonces, que una afirmación sea científica? No que sea verdadera, ni que suene técnica, ni que la firme un experto. Lo que la hace científica es que **se puede poner a prueba**: existe alguna observación posible que, de ocurrir, la contradiría. A este criterio Karl Popper lo llamó **falsabilidad**, y lo propuso como línea divisoria entre la ciencia y lo que no lo es. "Este jarabe cura la tos porque armoniza las energías" no es científica: pase lo que pase, siempre se podrá decir que las energías estaban desarmonizadas. En cambio "este jarabe reduce la tos más que el placebo" sí lo es, porque un ensayo podría mostrar que no.

> **IDEA CLAVE · una afirmación científica se puede refutar**
> Contra la intuición, la fuerza de una hipótesis científica no está en que sea imposible de refutar, sino justamente en lo contrario: en que se expone a la refutación y sobrevive a ella. Una idea que "explica todo" y que nada podría desmentir no es fuerte: está fuera de la ciencia.

Un matiz importante: la observación no es neutral. Siempre observamos desde alguna idea previa y con instrumentos que tienen límites. Por eso la ciencia no se conforma con observar: diseña **observaciones controladas** —experimentos— en las que se fija de antemano qué se va a mirar, cómo y con qué comparación, para que los datos puedan sorprendernos y, si hace falta, contradecirnos.

1.2 · Dos maneras de razonar: deducción e inducción

La **deducción** va de lo general a lo particular y **conserva la verdad**: si las premisas son verdaderas, la conclusión es necesariamente verdadera. "Todos los seres humanos son mortales; Sócrates es humano; por lo tanto, Sócrates es mortal." Es segura, pero no agrega información nueva: la conclusión ya estaba contenida en las premisas.

La **inducción** hace lo contrario: va de lo particular a lo general y amplía el conocimiento, pero al precio de perder la certeza. De "observé 100 pacientes y a todos les bajó la fiebre" inferimos "este fármaco baja la fiebre". La conclusión dice más que las premisas y por eso podría ser falsa: el paciente 101 podría no responder.

> **PARA CURIOSOS · el problema de la inducción**
>
> David Hume formuló una objeción incómoda: ningún número de observaciones prueba lógicamente una ley universal. Durante siglos, en Europa, cada cisne observado era blanco; la inducción decía "todos los cisnes son blancos"... hasta que en Australia aparecieron cisnes negros. En medicina pasa a diario: un fármaco "seguro" durante años puede revelar un efecto adverso raro cuando lo usan millones. Por eso la ciencia no busca "probar" definitivamente, sino contrastar y quedar siempre abierta a revisar.

¿Cómo convive la ciencia con esta limitación? Primero, reemplaza la certeza por la **probabilidad**: no afirma "esto es así", sino "esto es muy improbable que se deba al azar" (lógica de la prueba de hipótesis, Capítulo 7). Segundo, adopta una actitud **falsacionista**: trata sus conclusiones como provisionales. La inducción propone; la contrastación dispone.

1.3 · El método hipotético-deductivo

El motor de la ciencia moderna combina ambas formas de razonar en un ciclo. De una observación surge un **problema**. Para explicarlo se propone —por inducción, intuición o analogía— una **hipótesis**. De esa hipótesis se deduce una **predicción**: "si mi hipótesis es cierta, entonces debería observarse tal cosa". Esa predicción se somete a **contraste**. Y según el resultado, la hipótesis se corrobora provisionalmente o se refuta y se revisa. El ciclo no termina nunca.

El ciclo hipotetico-deductivo

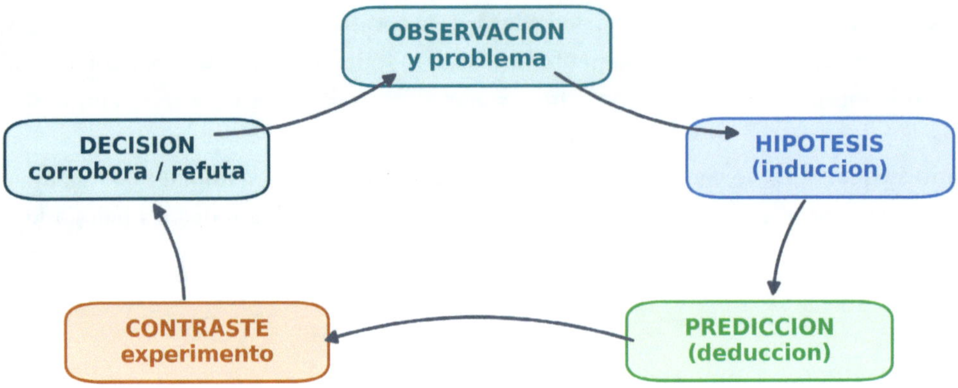

Un ciclo que no termina: cada respuesta abre nuevas preguntas.

Figura 1.2. El ciclo hipotético-deductivo: observar, conjeturar, deducir, contrastar, decidir.

PASO A PASO · el método aplicado a un fármaco para la tos

1) Observación. En la farmacia notás que varios pacientes que compran el jarabe X vuelven diciendo que "se sienten mejor".

2) Problema. ¿El jarabe X realmente reduce la tos, o mejorarían igual sin él (la tos cede sola con el tiempo)?

3) Hipótesis. El jarabe X reduce la duración de la tos más que no tomar nada.

4) Predicción deducida. Si es cierta, en un grupo tratado la tos debería durar, en promedio, menos que en un grupo comparable no tratado.

5) Contraste. Dos grupos parecidos: uno recibe X y otro placebo; se mide cuántos días dura la tos en cada uno.

6) Decisión. Si dura claramente menos con X (y es difícil de atribuir al azar), la hipótesis queda corroborada, por ahora. Si no hay diferencia, se refuta o replantea. Nunca se "prueba" para siempre.

IDEA CLAVE · una buena hipótesis arriesga una predicción

Fijate que el paso 4 es el que vuelve científica a la hipótesis: se compromete con un resultado observable que podría no darse. Una hipótesis que no permite deducir ninguna predicción refutable no sirve para la ciencia, por más razonable que suene.

UN POCO DE HISTORIA · de Bacon a Kuhn

Francis Bacon (siglo XVII) impulsó el inductivismo: acumular observaciones para llegar a leyes. Karl Popper (siglo XX) objetó que ninguna acumulación prueba una ley, pero un solo caso puede refutarla, y puso la falsación en el centro. Thomas Kuhn matizó que la ciencia real trabaja dentro de "paradigmas" compartidos que, cuando acumulan demasiadas anomalías, entran en crisis y son reemplazados en verdaderas revoluciones científicas. Las tres miradas conviven.

1.4 · Casualidad y causalidad

Aquí está uno de los errores más caros de toda la ciencia de la salud. Que dos cosas ocurran juntas —que estén **asociadas**— no significa que una **cause** a la otra. La asociación es un hecho estadístico; la causalidad es una afirmación mucho más fuerte: A produce B, de modo que si intervenimos sobre A, B cambia.

Antes de saltar de una asociación a una conclusión causal, hay que descartar tres explicaciones alternativas: el **azar** (casualidad del muestreo; Capítulo 7), el **sesgo** (error sistemático de selección o medición; §1.8) y la **confusión** (una tercera variable que causa a las dos y crea una asociación espuria).

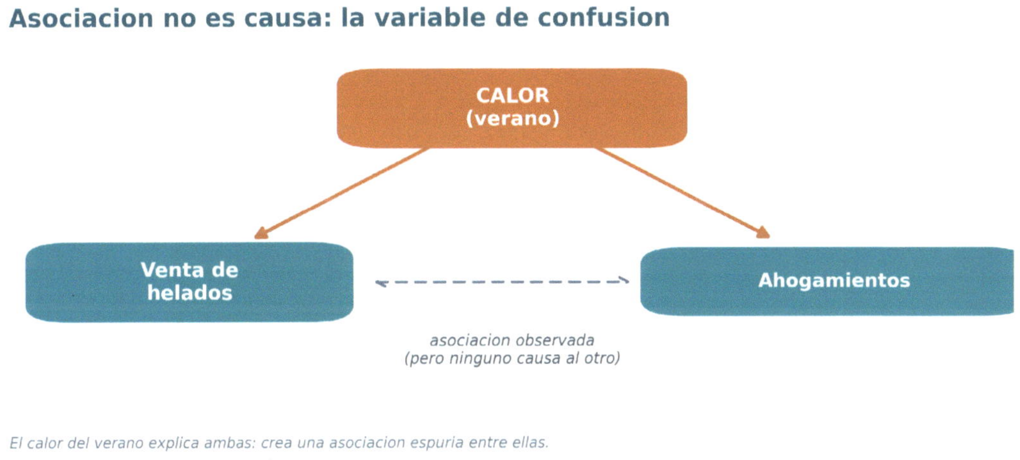

Figura 1.3. Una asociación puede deberse a una causa común (confusión), no a una relación causal.

El ejemplo es didáctico: la venta de helados y los ahogamientos suben juntos, pero ninguno causa al otro; ambos aumentan con el **calor del verano**, la variable de confusión. Existe además la **causalidad inversa**: a veces B causa A, y no al revés. Si quienes toman más ansiolíticos duermen peor, ¿el ansiolítico empeora el sueño, o son las personas que ya dormían mal las que terminan tomándolo? La dirección de la flecha importa, y una simple asociación no la revela.

EN LA FARMACIA

Se observa que los pacientes que toman cierto ansiolítico tienen más caídas. Tres lecturas: (a) el fármaco causa las caídas (efecto sedante); (b) confusión: lo reciben sobre todo personas mayores y frágiles, que ya caían más; (c) causalidad inversa: poco probable aquí. Distinguir cuál predomina cambia por completo la conducta: retirar el fármaco, ajustar la dosis o intervenir sobre la fragilidad. La misma asociación admite decisiones opuestas según su causa.

¡OJO! ERROR FRECUENTE · "lo demostró un estudio"

Los titulares de salud suelen convertir una asociación en una causa: "el café previene el infarto", "dormir poco engorda". Antes de creerlo, preguntate siempre: ¿podría ser azar, sesgo o confusión? La mayoría de las veces, al menos una de las tres está en juego.

1.5 · Las condiciones de la causa: necesaria y suficiente

Cuando sí hay causa, conviene precisar de qué tipo. Una causa es **necesaria** si el efecto no puede ocurrir sin ella (sin el bacilo de Koch no hay tuberculosis). Es **suficiente** si su sola presencia basta para producir el efecto. Son dos propiedades independientes, y combinándolas se obtienen cuatro situaciones.

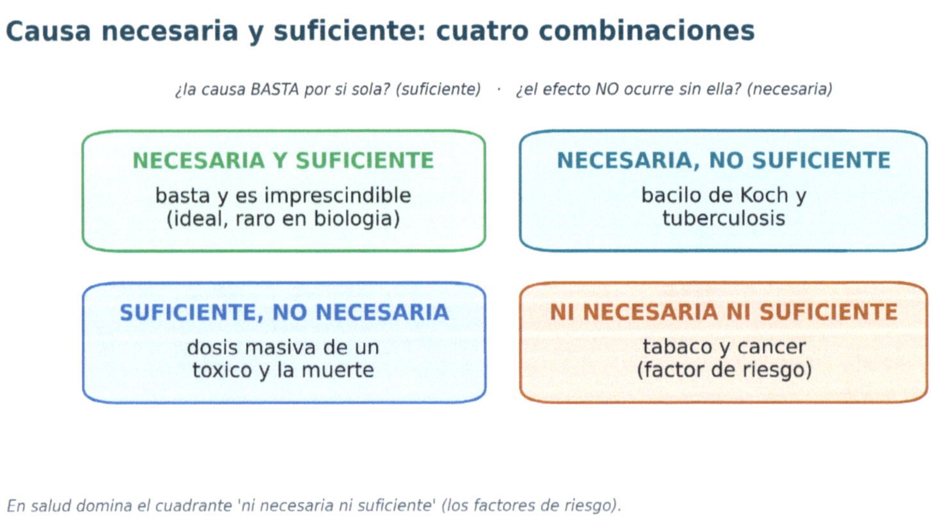

Figura 1.4. Las cuatro combinaciones de causa necesaria y suficiente, con ejemplos.

El cuadrante habitual en salud es **ni necesaria ni suficiente**: el tabaco para el cáncer de pulmón ni es imprescindible (hay no fumadores con cáncer) ni garantiza el efecto (hay fumadores que no lo desarrollan). Por eso la causalidad médica se piensa en términos de **probabilidad**. Una imagen útil es la de las **causas componentes**: cada enfermedad suele resultar de la suma de varios factores que, juntos, completan una "causa suficiente". Quitar una sola pieza —dejar de fumar— puede bastar para que el rompecabezas no se complete. Por eso una causa no necesaria ni suficiente sigue siendo un blanco valiosísimo para la prevención.

1.6 · De la sospecha a la causa: los criterios de Bradford Hill

Si una asociación no basta para afirmar causalidad, ¿cómo decidió la ciencia que el tabaco causa cáncer, si nunca se hizo (ni se podría éticamente) un experimento que asigne a la gente a fumar? En los años 60, Austin Bradford Hill propuso un conjunto de **criterios** que, considerados en conjunto, refuerzan o debilitan la hipótesis causal. No son una lista mecánica ni una prueba matemática: son **guías de juicio**.

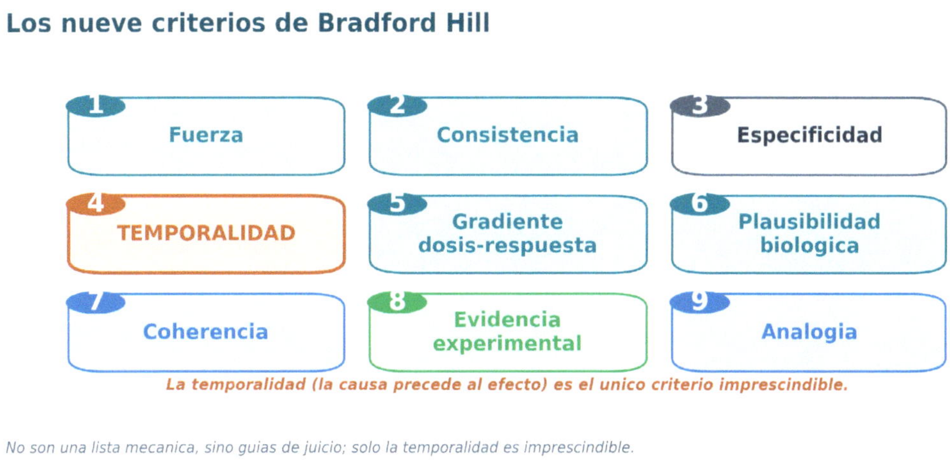

Figura 1.5. Los nueve criterios de Bradford Hill; solo la temporalidad es imprescindible.

En breve: **fuerza** (un riesgo relativo grande es difícil de explicar por un sesgo pequeño), **consistencia** (se repite en distintos estudios), **especificidad** (hoy considerada débil), **temporalidad** (la causa precede al efecto: el único imprescindible), **gradiente dosis-respuesta** (a mayor exposición, mayor efecto), **plausibilidad biológica**, **coherencia**, **evidencia experimental** (de las más fuertes) y **analogía**.

> **IDEA CLAVE · sin temporalidad no hay causa**
>
> Ningún criterio, por sí solo, demuestra causalidad, con una excepción lógica: la temporalidad es imprescindible. La causa debe ocurrir antes que el efecto. La fuerza de la asociación y el gradiente dosis-respuesta son de los que más peso aportan; los demás suman verosimilitud al conjunto.

1.7 · La hipótesis y su sombra: el error

Toda medición y todo estudio conviven con el error, y hay **dos clases** muy distintas. El **error aleatorio** es el azar del muestreo y la medición: dispersa los resultados sin dirección fija; su marca es que **se promedia** (si repetimos muchas veces, las desviaciones se cancelan). El **error sistemático o sesgo** empuja siempre hacia el mismo lado (un instrumento mal calibrado, una pregunta tendenciosa, un grupo mal elegido); su marca es que **no se corrige repitiendo**.

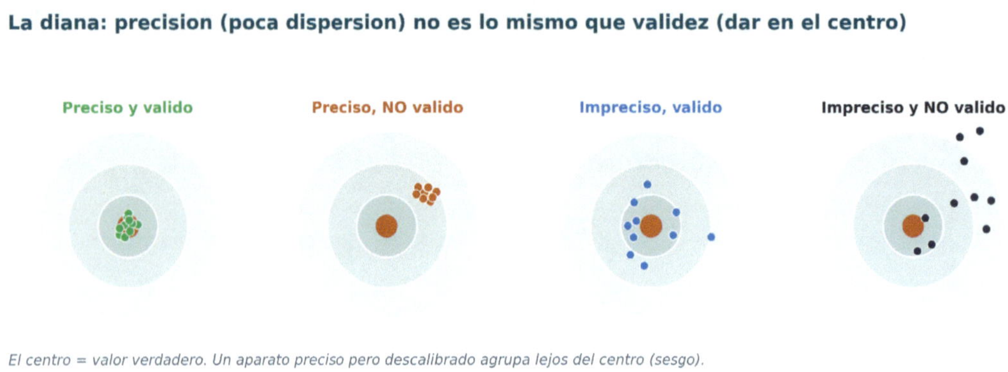
La diana: precision (poca dispersion) no es lo mismo que validez (dar en el centro)
Preciso y valido
Preciso, NO valido
Impreciso, valido
Impreciso y NO valido
El centro = valor verdadero. Un aparato preciso pero descalibrado agrupa lejos del centro (sesgo).

Figura 1.6. La metáfora de la diana: precisión (poca dispersión) no es lo mismo que validez (dar en el centro).

> **PASO A PASO · dos balanzas (azar vs sesgo, con números)**
>
> Pesamos cinco veces un patrón que vale exactamente 100 g, con dos balanzas.
>
> **Balanza A (imprecisa, sin sesgo):** 98, 101, 99, 102, 100 g. Media = 500/5 = 100 g. Muy dispersa, pero centrada en el valor verdadero: promediando, el azar se cancela y acertamos.
>
> **Balanza B (precisa, sesgada):** 102, 102, 103, 102, 103 g. Media = 512/5 = 102,4 g. Muy poco dispersa (repetible), pero corrida +2,4 g. Por más que promediemos mil pesadas, seguirá dando de más: el sesgo no se promedia.
>
> **Moraleja:** la balanza B parece “mejor” porque es consistente, pero es la peligrosa. Precisión no es lo mismo que exactitud.

De aquí sale una regla que gobierna el diseño: el **azar se combate con más muestra** (Capítulo 6), mientras que el **sesgo se combate con un buen diseño** (aleatorización, cegado, mediciones estandarizadas). Agrandar un estudio sesgado solo produce una respuesta equivocada con más decimales. Sobre esta distinción se construye la prueba de hipótesis del Capítulo 7: una **hipótesis nula** (H_0: “no hay efecto”) y una **alternativa** (H_1); rechazar una nula verdadera es el **error tipo I** (falso positivo) y no rechazar una nula falsa es el **error tipo II** (falso negativo).

> **¡OJO! ERROR FRECUENTE · confundir sesgo con azar**
>
> Ante un resultado sorprendente, la primera reacción suele ser "será casualidad" (azar). Pero muchas veces el problema no es el azar —que se controla con el tamaño y la estadística— sino un sesgo en cómo se eligió o se midió. Preguntá siempre por ambos: ¿pudo ser azar? y, sobre todo, ¿pudo ser sesgo?

1.8 · Los tres grandes sesgos

Como el sesgo es el enemigo que no se arregla con más datos, conviene conocer sus tres formas principales. El **sesgo de selección** ocurre cuando los grupos que comparamos no son comparables desde el inicio (comparar la salud de quienes van al gimnasio con la de quienes no van: los primeros ya eran más jóvenes y sanos). El **sesgo de información** aparece cuando la variable se mide distinto en un grupo que en otro (el sesgo de recuerdo: las madres de niños enfermos recuerdan más lo que tomaron en el embarazo). La **confusión** es una tercera variable asociada a causa y efecto; es el más insidioso porque no proviene de un error de procedimiento, sino de la estructura misma de la realidad.

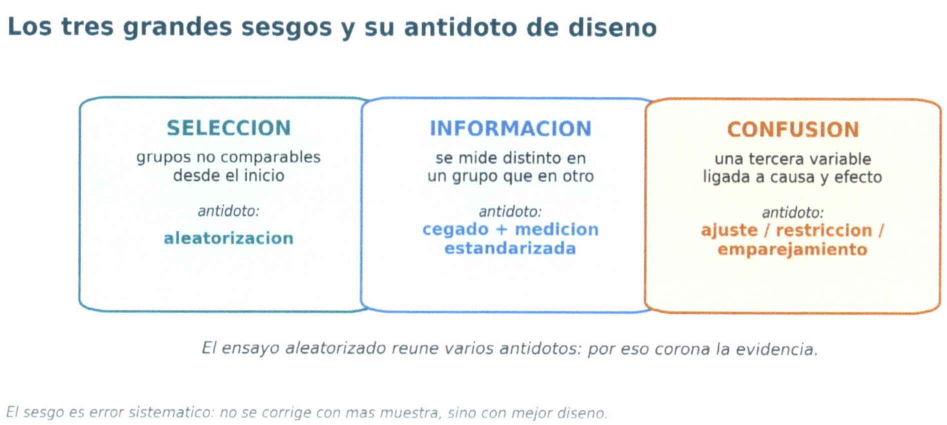
Los tres grandes sesgos y su antidoto de diseno
SELECCION
grupos no comparables desde el inicio
antidoto:
aleatorizacion
INFORMACION
se mide distinto en un grupo que en otro
antidoto:
cegado + medicion estandarizada
CONFUSION
una tercera variable ligada a causa y efecto
antidoto:
ajuste / restriccion / emparejamiento
El ensayo aleatorizado reune varios antidotos: por eso corona la evidencia.
El sesgo es error sistematico: no se corrige con mas muestra, sino con mejor diseno.

Figura 1.7. Los tres grandes sesgos y su antídoto de diseño.

Cada sesgo tiene su antídoto: la **aleatorización** combate la selección y equilibra los confusores conocidos y desconocidos; el **cegado y la medición estandarizada** combaten el sesgo de información; y el **ajuste estadístico** (o la restricción y el emparejamiento) controla la confusión conocida. Por eso el ensayo clínico aleatorizado, que reúne varios antídotos, ocupa la cima de la evidencia (Segunda parte).

1.9 · Validez interna y externa

Terminamos con dos preguntas que resumen todo lo anterior. La **validez interna** pregunta si el resultado es correcto dentro del estudio: ¿está libre de azar excesivo, de sesgos y de confusión? La **validez externa** pregunta si ese resultado, supuesto correcto, puede generalizarse a otras personas, lugares o momentos.

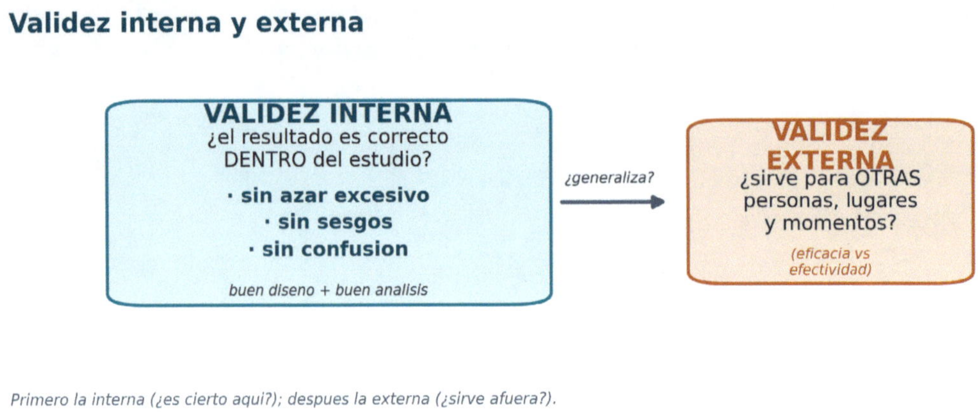

Figura 1.8. Validez interna (¿es cierto aquí?) y externa (¿sirve afuera?).

El orden no es negociable: **primero la interna**. No tiene sentido preguntarse a quiénes se aplica un resultado que ni siquiera es cierto en su propio estudio. Y hay una tensión inevitable: un ensayo con criterios de inclusión muy estrictos logra alta validez interna, pero por eso mismo su validez externa se resiente. Esta tensión reaparecerá como la diferencia entre **eficacia** (funciona en condiciones ideales) y **efectividad** (funciona en la práctica real), central en la farmacoepidemiología de la Segunda parte.

> **EN EL HOSPITAL**
> Un ensayo demuestra que un anticoagulante nuevo previene trombosis mejor que el clásico, en pacientes seleccionados de 50 a 65 años. Antes de aplicarlo a una paciente de 88 años con insuficiencia renal, la pregunta correcta no es solo "¿el estudio es válido?" (interna), sino "¿esta paciente se parece a las del estudio?" (externa). Muchas veces la respuesta obliga a matizar la recomendación.

PARA RECORDAR

- **La ciencia se distingue por corregirse:** sus afirmaciones son contrastables (falsables) y provisionales.
- **Deducción** conserva la verdad pero no agrega nada; **inducción** amplía pero no garantiza (problema de Hume).
- **Método hipotético-deductivo:** observar → conjeturar → deducir una predicción → contrastar → revisar.
- **Asociación ≠ causa:** descartá azar, sesgo y confusión (y la causalidad inversa).
- **Necesaria ≠ suficiente;** la mayoría de los factores de riesgo no son ninguna, pero sirven para prevenir. Temporalidad = criterio imprescindible.
- **Azar** (se promedia, más n) ≠ **sesgo** (no se promedia, mejor diseño). Tres sesgos: selección, información, confusión. Primero validez interna, después externa.

Ponete a prueba

A · Opción múltiple

1. Lo que distingue a una afirmación científica es que:

a) es una verdad absoluta
b) se puede poner a prueba y refutar
c) proviene de una autoridad
d) nunca cambia

2. El razonamiento que conserva la verdad pero no agrega información nueva es:

a) la inducción
b) la deducción
c) la analogía
d) la intuición

3. El "problema de la inducción" señala que:

a) los experimentos son inútiles
b) ningún número de casos prueba con certeza una ley universal
c) la deducción es falible
d) la ciencia no sirve

4. Que dos hechos estén asociados (ocurran juntos):

a) demuestra que uno causa al otro
b) no basta para afirmar causalidad
c) es siempre casualidad
d) es siempre un sesgo

5. Antes de afirmar causalidad hay que descartar azar, confusión y:

a) la deducción
b) el sesgo
c) la analogía
d) la muestra

6. El bacilo de Koch respecto de la tuberculosis es una causa:

a) suficiente pero no necesaria
b) necesaria pero no suficiente
c) ni necesaria ni suficiente
d) necesaria y suficiente

7. El único criterio de Hill imprescindible es:

a) la analogía
b) la especificidad
c) la temporalidad
d) la fuerza

8. Un error aleatorio se caracteriza porque:

a) empuja siempre en la misma dirección
b) se reduce y se promedia al aumentar la muestra
c) es lo mismo que un sesgo
d) no afecta los resultados

9. Una balanza que siempre pesa 2 g de más tiene un error:

a) aleatorio
b) sistemático (sesgo)
c) imposible
d) que se corrige promediando

10. Comparar la salud de quienes van al gimnasio con la de quienes no van, sin más, tiene riesgo de sesgo de:

a) información
b) selección
c) publicación
d) medición

11. El sesgo de recuerdo es un tipo de sesgo de:

a) selección
b) información
c) confusión
d) muestreo

12. La validez externa se refiere a:

a) que el estudio no tenga sesgos internos
b) poder generalizar los resultados a otras poblaciones
c) el tamaño de la muestra
d) la significación estadística

13. La causalidad inversa consiste en:

a) que dos variables no se relacionen
b) que en realidad el efecto sea la causa (invertir la flecha)
c) un error de cálculo
d) un tipo de deducción

14. Se evalúa primero la validez interna y después la externa porque:

a) la externa es más fácil
b) no tiene sentido generalizar un resultado que ni siquiera es cierto en su estudio
c) la interna no importa
d) son lo mismo

B · Verdadero o falso (justificá)

1. Una hipótesis que no puede refutarse de ningún modo es, por eso, más fuerte científicamente.
2. El error aleatorio se reduce aumentando el tamaño de la muestra.
3. La temporalidad es un criterio prescindible dentro de los de Bradford Hill.
4. La aleatorización ayuda a equilibrar factores de confusión conocidos y desconocidos.

C · Problemas

1. Explicá con tus palabras la diferencia entre deducción e inducción, con un ejemplo de cada una en salud.
2. Recorré el método hipotético-deductivo (los seis pasos) para la hipótesis “un nuevo colirio reduce la presión intraocular más que el placebo”.
3. Da un ejemplo de causa necesaria pero no suficiente, y otro de suficiente pero no necesaria.
4. ¿Por qué un error sistemático (sesgo) suele ser más peligroso que uno aleatorio? Usá la idea de las dos balanzas.
5. Un estudio compara el colesterol de vegetarianos y no vegetarianos y halla que los primeros lo tienen más bajo. Identificá una posible variable de confusión y un posible sesgo de selección.
6. Un ensayo se realizó solo en varones sanos de 30 a 40 años. ¿Qué tipo de validez queda comprometida y por qué?
7. Da un ejemplo propio de asociación por confusión (distinto al de los helados) e identificá la tercera variable.

8. Un titular afirma "dormir poco engorda". ¿Qué tres explicaciones alternativas descartarías antes de aceptar la causa?

D · Casos

Caso 1. Un titular afirma: "Las personas que toman mucho café sufren más infartos". Analizá: ¿es una asociación o una relación causal? ¿Qué variable de confusión podrías sospechar (pensá en quién suele tomar mucho café)? ¿Qué criterios de Hill pedirías antes de aceptar la causa? ¿Qué preguntarías sobre la validez del estudio?

Caso 2. Un laboratorio muestra que su tensiómetro digital da mediciones "muy reproducibles: casi siempre el mismo valor". Un colega concluye que, por lo tanto, es muy exacto. ¿Es correcto ese razonamiento? Explicá con los conceptos de precisión y validez, y proponé cómo verificarías si además es exacto.

Soluciones de este capítulo

Opción múltiple: 1-b · 2-b · 3-b · 4-b · 5-b · 6-b · 7-c · 8-b · 9-b · 10-b · 11-b · 12-b · 13-b · 14-b.

Verdadero o falso. B1 Falso: al revés; la fuerza está en exponerse a la refutación y sobrevivir. Una idea irrefutable está fuera de la ciencia. B2 Verdadero: el azar se promedia y disminuye al aumentar n (lo veremos con el error estándar, Cap. 6). B3 Falso: la temporalidad es el único criterio imprescindible (la causa precede al efecto). B4 Verdadero: la asignación al azar equilibra los confusores conocidos y también los desconocidos.

C1. Deducción: de lo general a lo particular, conserva la verdad (todos los β-bloqueantes bajan la frecuencia; este fármaco es uno; luego la baja). Inducción: de casos a una regla general, sin garantía (funcionó en 100 pacientes, luego "funciona").

C2. Observación (parecen mejorar) → problema (¿colirio o evolución natural?) → hipótesis (reduce la presión más que el placebo) → predicción (el grupo tratado tendrá, en promedio, menor presión) → contraste (ensayo aleatorizado que mide la presión en ambos grupos) → decisión (corroborar o refutar según la diferencia y el azar).

C3. Necesaria no suficiente: el bacilo de Koch para la tuberculosis. Suficiente no necesaria: una dosis masiva de un tóxico para causar la muerte (hay otras causas).

C4. Porque el azar se promedia y disminuye con más datos, pero el sesgo empuja siempre hacia el mismo lado: la balanza sesgada (+2,4 g) sigue equivocada por más que se promedien mil pesadas, mientras que la imprecisa pero centrada acierta al promediar.

C5. Confusión posible: el estilo de vida general (los vegetarianos suelen hacer más ejercicio y fumar menos), que baja el colesterol por sí mismo. Sesgo de selección posible: quienes eligen ser vegetarianos podrían ser más preocupados por su salud de base, distintos desde el inicio.

C6. La validez externa: el resultado puede ser correcto en esos varones jóvenes (interna), pero no generalizable a mujeres, niños o ancianos.

C7. Ejemplo: el número de bomberos en un incendio se asocia a los daños; la tercera variable (confusor) es el tamaño del incendio, que causa ambas cosas. Otros válidos: uso de encendedores y cáncer de pulmón (confusor: fumar).

C8. Azar (podría ser una casualidad del muestreo), sesgo (¿cómo se midió el sueño y el peso?, ¿grupos comparables?) y confusión (quien duerme poco puede trabajar de noche, comer peor, estar más estresado). Además, causalidad inversa: quizás el sobrepeso (apneas) empeora el sueño.

Caso 1. De entrada es una asociación. Confusión probable: quien toma mucho café suele además fumar, dormir mal o estar más estresado. Antes de aceptar causa pediría temporalidad, gradiente dosis-respuesta, consistencia y plausibilidad; y sobre validez preguntaría por el diseño, los sesgos (selección, información) y a qué población representa.

Caso 2. El razonamiento es incorrecto: "reproducible" es precisión, no exactitud. Un aparato descalibrado puede dar siempre casi el mismo valor y estar sistemáticamente equivocado (sesgo). Para verificar la exactitud habría que contrastarlo contra un patrón conocido o un método de referencia y ver si, en promedio, da en el valor verdadero.

MÓDULO: NIVELACIÓN

Capítulo 2 · Matemática mínima indispensable

Muchos estudiantes de Farmacia y Bioquímica llegan a esta materia arrastrando cierto temor a la matemática. Este capítulo existe para **desactivar ese miedo**. La buena noticia es que la bioestadística de todo el libro se apoya en un puñado muy pequeño de herramientas — proporciones, unos pocos símbolos, la idea de "sumar todo", potencias y logaritmos básicos — y todas se pueden dominar con práctica y sin fórmulas complicadas. No necesitás matemática avanzada; necesitás estas pocas cosas, pero bien firmes.

La regla del capítulo es la **comprensión, no la memorización**. Cada herramienta se presenta con su para qué sirve, un ejemplo del mundo farmacéutico y un cálculo resuelto paso a paso. Si algo ya lo dominás, hojealo rápido; si te genera inseguridad, es acá donde conviene detenerse.

¿QUÉ VAS A APRENDER?

- Manejar razones, proporciones, porcentajes y la regla de tres (directa e inversa).
- Reconocer los símbolos y letras griegas que aparecen en estadística, y qué significa cada subíndice.
- Entender la notación de sumatoria (Σ) y sus propiedades.
- Usar potencias, raíces, logaritmos y notación científica, y saber para qué sirven en farmacia.
- Redondear correctamente, trabajar con cifras significativas y dar los primeros pasos en la planilla de cálculo.

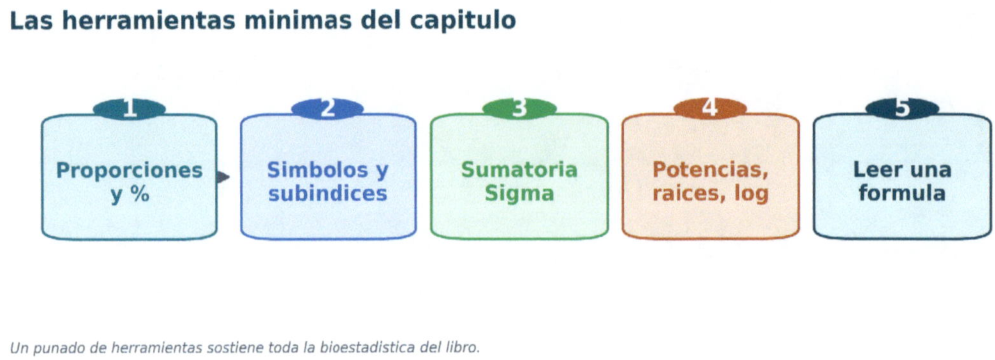

Figura 2.1. Las herramientas mínimas del capítulo.

2.1 · Razones, proporciones y porcentajes

Una **razón** compara dos cantidades entre sí: si una fórmula lleva 2 partes de principio activo por cada 8 de excipiente, la razón es 2:8 (o, simplificada, 1:4). Una **proporción** compara una parte con el total: de esas 10 partes en total, el principio activo es 2, es decir 2/10 = 0,2. Un **porcentaje** es una proporción expresada sobre 100: 0,2 = 20 %. Pasar de proporción a porcentaje es multiplicar por 100; del porcentaje a proporción, dividir por 100.

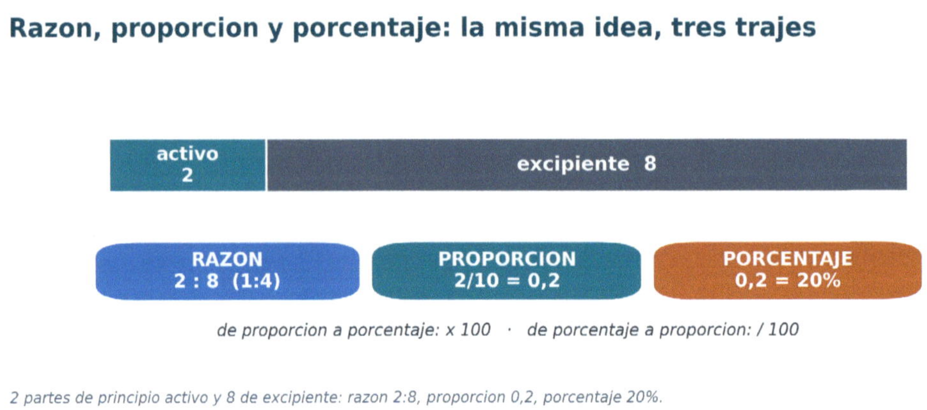

Figura 2.2. Razón, proporción y porcentaje: la misma idea con tres trajes.

La herramienta de cálculo que más vas a usar es la **regla de tres**. En su versión **directa**, dos magnitudes crecen juntas (más volumen, más masa de fármaco); en la **inversa**, cuando una crece la otra decrece (más operarios, menos tiempo). Reconocer cuál es cuál evita errores.

PASO A PASO · tres reglas de tres del día a día

(a) Directa — concentración. Si 500 mg están en 10 mL, ¿cuánto hay en 3 mL? 500 mg ↔ 10 mL, x ↔ 3 mL → x = (500 × 3)/10 = 150 mg.

(b) Directa — dosis por peso. Un fármaco se dosifica a 15 mg por kg. Para un niño de 12 kg: x = 15 × 12 = 180 mg.

(c) Inversa — tiempo y personal. Si 3 técnicos preparan un pedido en 8 horas, ¿6 técnicos? Inversa: 3 × 8 = 6 × x → x = 24/6 = 4 horas.

EN LA FARMACIA · el 2 % de una crema

Preparar una crema al 2 % significa 2 g de principio activo por cada 100 g de crema. Para 60 g: (2/100) × 60 = 1,2 g. El porcentaje es, otra vez, una proporción disfrazada.

¡OJO! ERROR FRECUENTE · el porcentaje de un porcentaje

Un descuento del 50 % seguido de otro del 50 % no es un 100 % (¡no sale gratis!). El segundo 50 % se aplica sobre lo que quedó: 100 → 50 → 25. Del mismo modo, "reducir el riesgo un 20 %" cuando el riesgo basal es 10 % lleva el riesgo a 8 %, no a −10 %. Siempre importa sobre qué base se calcula el porcentaje.

2.2 · Los símbolos que vas a encontrar

La estadística reserva las **letras griegas** para los valores "verdaderos" de la población (que casi nunca conocemos) y las **letras latinas** para lo que calculamos con la muestra. Así, μ (mu) es la media de la población y $\bar{x}$ (equis barra) la de la muestra; σ (sigma) y s son los desvíos correspondientes. Distinguir ambos mundos —lo que queremos saber y lo que medimos— es la esencia de toda la inferencia (Capítulo 6).

Otro detalle que asusta sin motivo son los **subíndices**. Cuando escribimos x_1, x_2, ..., x_n, simplemente estamos numerando los datos: x_1 es el primero, x_i es "el dato número i", uno cualquiera. La letra n es la cantidad total de datos. Nada más.

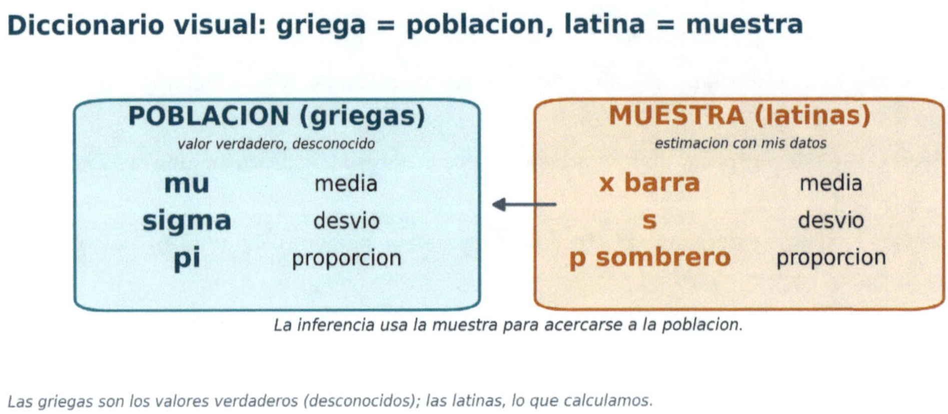
Diccionario visual: griega = poblacion, latina = muestra
POBLACION (griegas)
valor verdadero, desconocido
mu media
sigma desvio
pi proporcion
MUESTRA (latinas)
estimacion con mis datos
x barra media
s desvio
p sombrero proporcion
La inferencia usa la muestra para acercarse a la poblacion.
Las griegas son los valores verdaderos (desconocidos); las latinas, lo que calculamos.

Figura 2.3. Diccionario visual: griega = población, latina = muestra.

> **IDEA CLAVE · griega = población, latina = muestra**
> Cada vez que veas una letra griega (μ, σ, π), pensá "valor verdadero de la población, desconocido". Cada vez que veas su equivalente latino ($\bar{x}$, s, $\hat{p}$), pensá "estimación calculada con mi muestra". Toda la estadística inferencial consiste en usar lo segundo para acercarnos a lo primero.

2.3 · La notación de sumatoria (Σ)

El símbolo Σ (sigma mayúscula) significa una sola cosa: "sumá todo". La expresión $\sum x_i$ dice: recorré los datos desde el primero (i = 1) hasta el último (n) y sumalos. No es más que una abreviatura de $x_1 + x_2 + ... + x_n$. Aparece en casi todas las fórmulas del libro (empezando por la media).

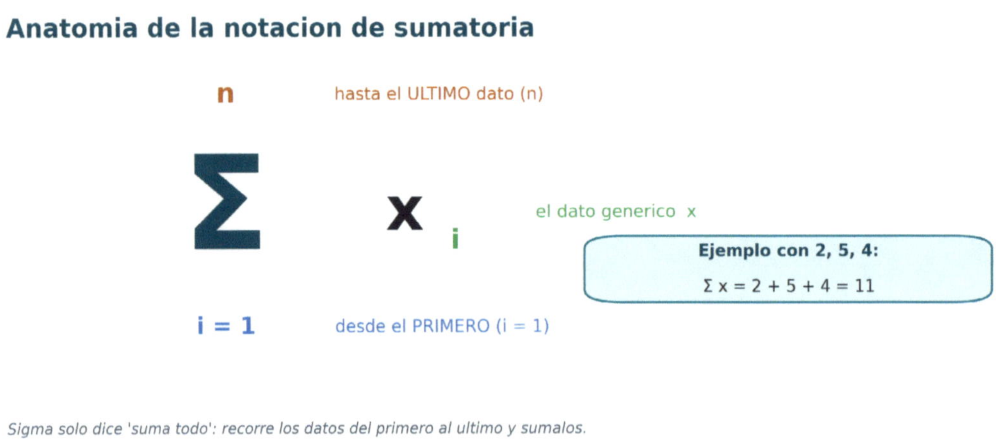

Figura 2.4. Anatomía de la notación de sumatoria.

Un ejemplo: si los datos son 2, 5 y 4, entonces $\Sigma x_i = 2 + 5 + 4 = 11$. Y Σx_i^2 significa "sumá los cuadrados": $2^2 + 5^2 + 4^2 = 4 + 25 + 16 = 45$ (cuidado: no es lo mismo que $(\Sigma x_i)^2 = 11^2 = 121$).

> **PARA CURIOSOS · dos propiedades que simplifican la vida**
>
> La sumatoria se reparte sobre las sumas: $\Sigma(x_i + y_i) = \Sigma x_i + \Sigma y_i$. Y las constantes "salen afuera": $\Sigma(k \cdot x_i) = k \cdot \Sigma x_i$. Estas dos reglas permiten deducir muchas fórmulas sin esfuerzo (por ejemplo, que la suma de los desvíos a la media da cero).

2.4 · Potencias, raíces, logaritmos y notación científica

Elevar al **cuadrado** (x^2) es multiplicar un número por sí mismo; la **raíz cuadrada** (√) es la operación inversa ($\sqrt{25} = 5$). La varianza eleva los desvíos al cuadrado (para que no se cancelen positivos con negativos) y el desvío estándar toma la raíz para volver a las unidades originales (Capítulo 3).

El **logaritmo** (en base 10) de un número positivo es "a qué potencia hay que elevar 10 para obtenerlo". Como $1000 = 10^3$, entonces $\log 1000 = 3$. Su utilidad es domesticar cantidades que varían en muchísimos órdenes de magnitud. Por eso el pH se define como $pH = -\log[H^+]$: en vez de manejar 0,0000001, trabajamos con un cómodo 7.

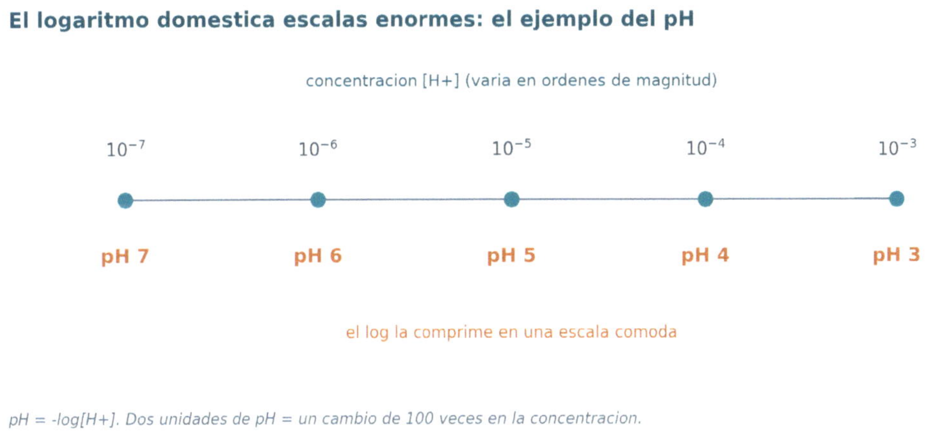

Figura 2.5. El logaritmo domestica escalas enormes: el ejemplo del pH.

> **EN LA FARMACIA · pH y diluciones**
>
> Una solución con $[H^+] = 10^{-4}$ mol/L tiene $pH = -\log(10^{-4}) = 4$ (ácida). Si la diluimos hasta $[H^+] = 10^{-6}$, el pH sube a 6: dos unidades de pH equivalen a un cambio de cien veces en la concentración. La escala logarítmica hace visible de un vistazo un rango enorme.

Emparentada está la **notación científica**, que escribe los números muy grandes o muy chicos como un factor por una potencia de 10: $3.650.000 = 3{,}65 \times 10^6$ y $0{,}000045 = 4{,}5 \times$

10^{-5}. Es la forma estándar de expresar concentraciones o recuentos, y evita perderse contando ceros.

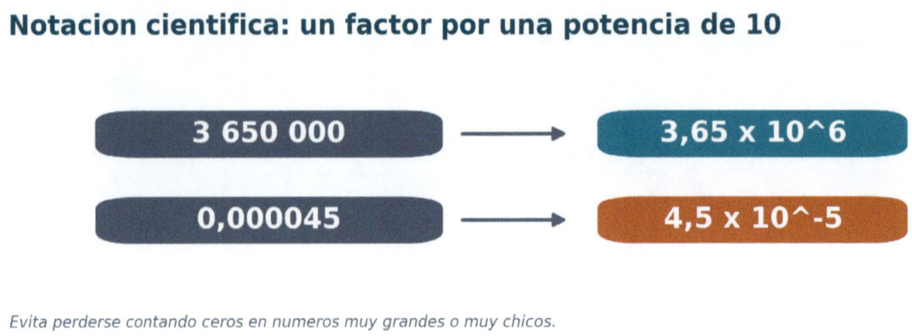

Figura 2.6. Notación científica: un factor por una potencia de 10.

2.5 · Redondeo y cifras significativas

Al redondear, la regla básica es: si la primera cifra descartada es 5 o más, se sube la anterior; si es menor que 5, se deja igual. Así, 12,4649 a dos decimales es 12,46. Las **cifras significativas** son los dígitos que aportan información real: 0,00420 tiene tres (el 4, el 2 y el 0 final; los ceros de la izquierda solo ubican la coma). Informar más decimales de los que la medición permite es dar una falsa impresión de precisión.

> **¡OJO! ERROR FRECUENTE · redondear en cada paso**
>
> Redondear en los pasos intermedios acumula error y deforma el resultado final. La regla de oro: arrastrá varios decimales durante todo el cálculo y redondeá una sola vez, al final. En Excel esto sale gratis, porque el programa guarda toda la precisión internamente.

2.6 · Cómo leer una fórmula sin miedo

Una fórmula no es un conjuro que hay que memorizar entero: es una **receta que se lee por partes**. Identificá qué representa cada símbolo, reconocé qué operación indica (una suma Σ, una división, una raíz) y traducí la fórmula a una frase en castellano. La media, $\bar{x} = (\Sigma x_i)/n$, no dice nada más que "sumá todos los datos y dividí por cuántos son".

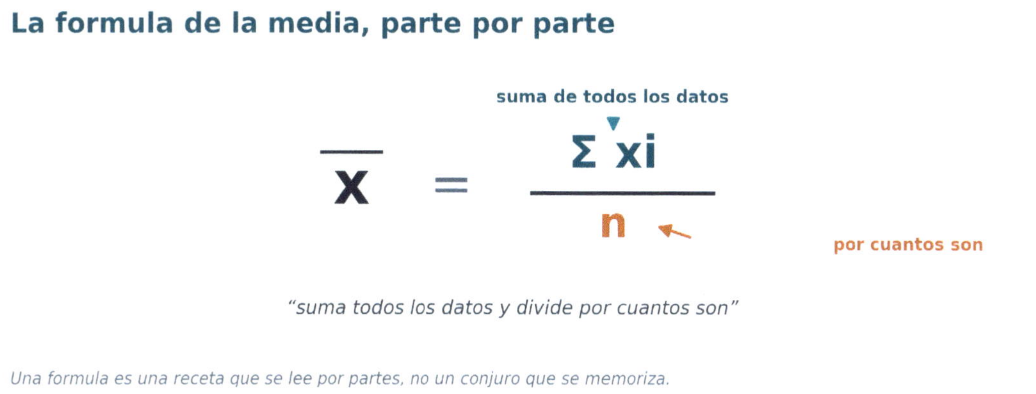

Figura 2.7. La fórmula de la media, señalada parte por parte.

Cuando aparezca una fórmula intimidante, aplicá esta rutina: buscá la Σ (casi siempre es "sumá algo"), fijate qué hay adentro, mirá por cuánto se divide y qué se le hace al final (una raíz, un cuadrado). Descompuesta así, casi ninguna fórmula del libro es difícil.

2.7 · Primeros pasos en Excel

Una planilla es una cuadrícula de **celdas**, cada una identificada por su columna (letra) y su fila (número): A1, B2, C10. Toda fórmula empieza con el signo =. La convención básica: un individuo por fila, una variable por columna. Las **referencias relativas** (A1) se desplazan solas al copiar; las **absolutas** (con $, como A1) quedan fijas.

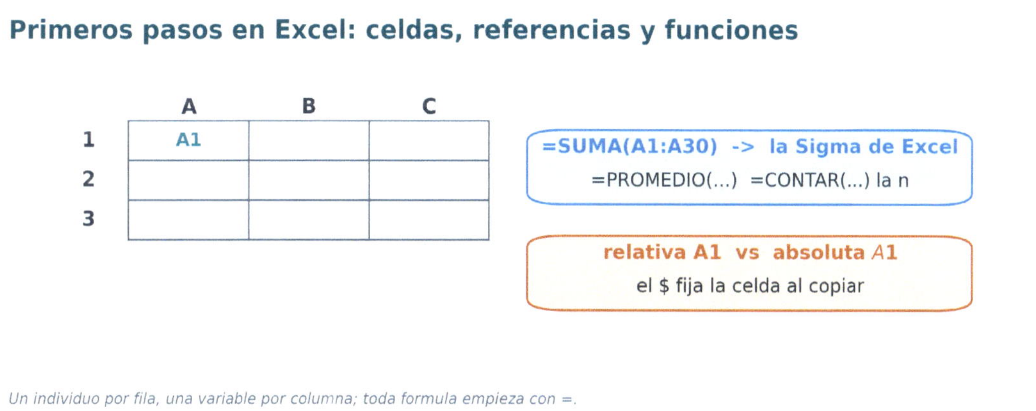

Figura 2.8. Primeros pasos en Excel: celdas, referencias y funciones.

EXCEL EN ACCIÓN · funciones básicas

- **=SUMA(A1:A30)** suma un rango completo (es la Σ de Excel).
- **=PROMEDIO(A1:A30)** calcula la media; =MEDIANA(...) y =MODA.UNO(...) el resto de las medidas de centro.
- **=CONTAR(A1:A30)** cuenta cuántos datos numéricos hay (la n); ignora texto o vacías.
- **=REDONDEAR(valor; 2)** redondea a 2 decimales solo para mostrar, sin perder precisión interna.
- Activá una sola vez el complemento: Archivo → Opciones → Complementos → Administrar "Complementos de Excel" → Ir → tildar "Herramientas para análisis".

PARA RECORDAR

- **Proporción → porcentaje: × 100.** Regla de tres directa (crecen juntas) o inversa (una sube, otra baja).
- **Griegas = población (μ, σ); latinas = muestra ($\bar{x}$, s).** Los subíndices solo numeran los datos.
- **Σ significa "sumá todo";** Σx_i^2 (suma de cuadrados) ≠ $(\Sigma x_i)^2$ (cuadrado de la suma).
- **La raíz deshace el cuadrado;** el logaritmo comprime escalas enormes (pH, diluciones).
- **Redondeá al final, no en cada paso;** respetá las cifras significativas. Leé cada fórmula por partes.

Ponete a prueba

A · Opción múltiple

1. El 0,25 expresado como porcentaje es:

a) 2,5 %
b) 25 %
c) 0,25 %
d) 250 %

2. Si 200 mg están en 5 mL, en 2 mL hay:

a) 40 mg
b) 80 mg
c) 100 mg
d) 500 mg

3. El símbolo μ representa:

a) la media de la muestra

b) la media de la población
c) el desvío
d) la suma

4. Σx_i significa:

a) el promedio de los datos
b) la suma de todos los datos
c) el mayor de los datos
d) la raíz de los datos

5. El número 0,000045 en notación científica es:

a) $4{,}5 \times 10^5$
b) 45×10^{-5}
c) $4{,}5 \times 10^{-5}$
d) $4{,}5 \times 10^4$

6. Si $[H^+] = 10^{-5}$, el pH vale:

a) 5
b) −5
c) 10
d) 0,00001

7. Al redondear 3,14159 a dos decimales queda:

a) 3,14
b) 3,15
c) 3,1
d) 3,141

8. Copiar una fórmula manteniendo fija una celda requiere una referencia:

a) relativa
b) absoluta ($)
c) circular
d) de texto

9. La razón 2:8, simplificada, es:

a) 1:2
b) 1:4
c) 2:4
d) 4:1

10. Para los datos 1, 2, 3, el valor de Σx_i^2 es:

a) 6

b) 14
c) 36
d) 11

11. √49 es igual a:

a) 7
b) 24,5
c) 98
d) 14

12. El log (base 10) de 100 es:

a) 1
b) 2
c) 10
d) 100

13. 8,2751 redondeado a dos decimales queda:

a) 8,27
b) 8,28
c) 8,3
d) 8,275

14. En "=SUMA(A1:A10)", el signo = indica que:

a) es un comentario
b) la celda contiene una fórmula
c) hay un error
d) es texto

B · Verdadero o falso (justificá)

1. $(\Sigma x_i)^2$ es siempre igual a Σx_i^2.
2. Un porcentaje es una proporción multiplicada por 100.
3. El logaritmo en base 10 de 1000 es 3.
4. Conviene redondear en cada paso intermedio de un cálculo largo.

C · Problemas

1. Convertí a porcentaje: 3 de cada 8 pacientes mejoraron.
2. Una solución contiene 750 mg en 15 mL. ¿Cuántos mg hay en 4 mL? (regla de tres directa).
3. Si 4 farmacéuticos preparan un lote en 6 horas, ¿cuánto tardarían 3 farmacéuticos? (regla de tres inversa).
4. Calculá la media de 4, 8, 6, 10, 2 usando $\Sigma x_i / n$, y por separado calculá Σx_i^2.

5. Una crema debe tener 0,5 % de un principio activo. ¿Cuántos gramos hacen falta para 200 g de crema?
6. Redondeá 8,2751 a dos decimales e indicá cuántas cifras significativas tiene 0,00680.
7. Escribí en notación científica: 6.200.000 y 0,00031.
8. En una dilución seriada 1:10, 1:100, 1:1000, ¿cuántas veces está diluida la muestra en el tercer paso, y qué logaritmo (base 10) le corresponde?

D · Casos

Caso 1. Un jarabe pediátrico se dosifica a 12 mg por kg de peso, y viene a una concentración de 120 mg por cada 5 mL. Para un niño de 15 kg: (a) ¿qué dosis en mg corresponde? (b) ¿A cuántos mL equivale esa dosis (regla de tres)? (c) Si por error se redondeara la dosis en cada paso, ¿por qué podría acumularse un error? (d) Expresá la concentración 120 mg/5 mL como mg/mL.

Caso 2. Te encontrás por primera vez con la fórmula del desvío estándar, $s = \sqrt{[\ \Sigma(x_i - \bar{x})^2 / (n - 1)\ ]}$, y te intimida. Aplicá la rutina de "leer por partes": (a) ¿qué operación está adentro de la Σ? (b) ¿qué se hace con esa suma antes de la raíz? (c) ¿por qué te parece que se elevan los desvíos al cuadrado? (d) traducí la fórmula entera a una frase en castellano.

Soluciones de este capítulo

Opción múltiple: 1-b · 2-b · 3-b · 4-b · 5-c · 6-a · 7-a · 8-b · 9-b · 10-b · 11-a · 12-b · 13-b · 14-b.

Verdadero o falso. B1 Falso: $(\Sigma x_i)^2$ es el cuadrado de la suma; Σx_i^2 es la suma de los cuadrados; en general son distintos ($11^2 = 121 \neq 45$). B2 Verdadero: el porcentaje es la proporción × 100. B3 Verdadero: $1000 = 10^3$, así que log 1000 = 3. B4 Falso: redondear en cada paso acumula error; se redondea una sola vez, al final.

C1. 3/8 = 0,375 = 37,5 %.

C2. 750 mg ↔ 15 mL; x ↔ 4 mL → x = (750 × 4)/15 = 200 mg.

C3. Inversa: 4 × 6 = 3 × x → x = 24/3 = 8 horas.

C4. Σx_i = 4+8+6+10+2 = 30; media = 30/5 = 6. Σx_i^2 = 16+64+36+100+4 = 220.

C5. 0,5 % de 200 g = (0,5/100) × 200 = 1 g.

C6. 8,2751 → 8,28 (la tercera cifra decimal es 5, se sube). 0,00680 tiene tres cifras significativas (6, 8 y el 0 final).

C7. $6.200.000 = 6{,}2 \times 10^6$; $0{,}00031 = 3{,}1 \times 10^{-4}$.

C8. En el tercer paso (1:1000) la muestra está diluida 1000 veces; log 1000 = 3. Cada paso suma una unidad en la escala logarítmica (1, 2, 3).

Caso 1. (a) Dosis = 12 mg/kg × 15 kg = 180 mg. (b) 120 mg ↔ 5 mL; 180 mg ↔ x → x = (180 × 5)/120 = 7,5 mL. (c) Porque los errores de redondeo intermedios se suman y pueden desviar la dosis final; conviene redondear solo al final. (d) 120 mg / 5 mL = 24 mg/mL.

Caso 2. (a) Dentro de la Σ está $(x_i - \bar{x})^2$: el desvío de cada dato a la media, elevado al cuadrado. (b) Esa suma de cuadrados se divide por (n − 1) —la varianza— y recién después se toma la raíz. (c) Se elevan al cuadrado para que los desvíos positivos y negativos no se cancelen entre sí (y para penalizar más los alejamientos grandes). (d) "El desvío estándar es la raíz del promedio (corregido, n – 1) de los cuadrados de las distancias de cada dato a la media".

MÓDULO: ESTADÍSTICA DESCRIPTIVA

Capítulo 3 · Estadística descriptiva: describir antes de inferir

Antes de sacar conclusiones sobre una población entera, hay que **mirar bien los datos que tenemos delante**. La estadística descriptiva es el conjunto de herramientas para ordenar un montón de números, resumirlos en unos pocos valores que capturen su esencia y mostrarlos en gráficos que se entiendan de un vistazo. No es un trámite previo: es donde se detectan los errores de carga, los valores imposibles y la forma de los datos, tres cosas que condicionan todo el análisis posterior. Un buen descriptivo evita muchísimos disgustos.

Este capítulo desarrolla, una por una, las tres tareas de la figura 3.1: **organizar** (tipos de variable y tablas de frecuencia), **resumir** (medidas de centro, de dispersión y de posición) y **visualizar** (el gráfico correcto para cada variable). Todo con un mismo conjunto de datos, para que veas de dónde sale cada número.

¿QUÉ VAS A APRENDER?

- Reconocer los tipos de variable y las escalas de medición, y por qué determinan todo lo demás.
- Construir tablas de frecuencia (eligiendo bien las clases) y elegir el gráfico adecuado para cada variable.
- Calcular e interpretar la media, la mediana y la moda, y saber cuándo usar cada una.
- Calcular la varianza, el desvío estándar y el coeficiente de variación, con la tabla de desvíos paso a paso.
- Obtener cuartiles, rango intercuartílico y diagrama de caja, y detectar valores atípicos.
- Reconocer la forma de una distribución y obtener todo, de golpe, en Excel.

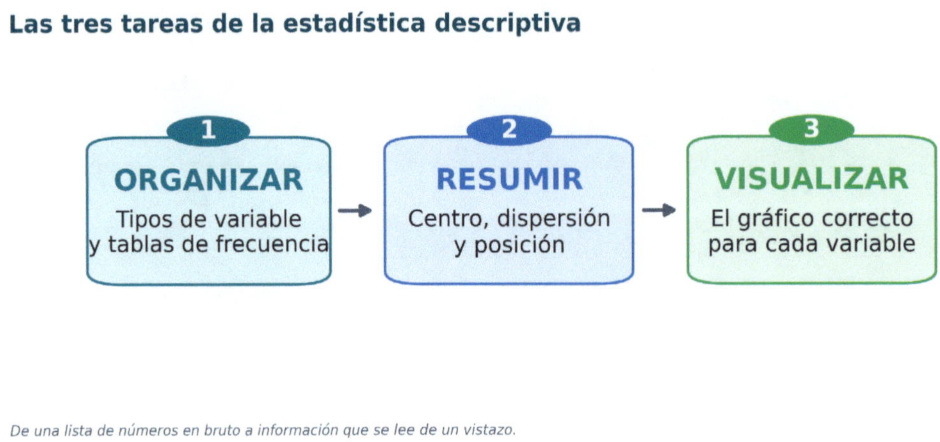
Las tres tareas de la estadística descriptiva
1
ORGANIZAR
Tipos de variable y tablas de frecuencia
2
RESUMIR
Centro, dispersión y posición
3
VISUALIZAR
El gráfico correcto para cada variable
De una lista de números en bruto a información que se lee de un vistazo.

Figura 3.1. Las tres tareas de la estadística descriptiva: organizar, resumir y visualizar.

Imaginá que sos el farmacéutico de una farmacia comunitaria y, durante una campaña de detección, medís la **presión arterial sistólica (PAS)** de 30 personas. Terminás con una lista de 30 números que, en bruto, casi no dice nada. Vamos a transformarla en información: "la presión típica ronda los 127 mmHg, la mayoría está entre 122 y 131, y hay un caso llamativamente alto que conviene revisar".

> **EN LA FARMACIA · nuestro caso conductor**
>
> Trabajaremos todo el capítulo con estos 30 valores de PAS (en mmHg):
>
> *118, 122, 120, 135, 128, 124, 119, 142, 126, 121, 130, 127, 123, 138, 120, 125, 129, 133, 120, 131, 126, 145, 122, 128, 124, 132, 127, 120, 136, 123.*
>
> Volveremos a ellos una y otra vez: cada fórmula del capítulo se aplica a estos mismos datos.

3.1 · Lo primero de todo: ¿qué tipo de variable tengo?

Una **variable** es cualquier característica que medimos y que puede tomar distintos valores. El primer paso —y el más olvidado— es identificar de qué **tipo** es, porque de eso depende qué estadístico y qué gráfico tienen sentido. No se resume igual un grupo sanguíneo que una presión arterial.

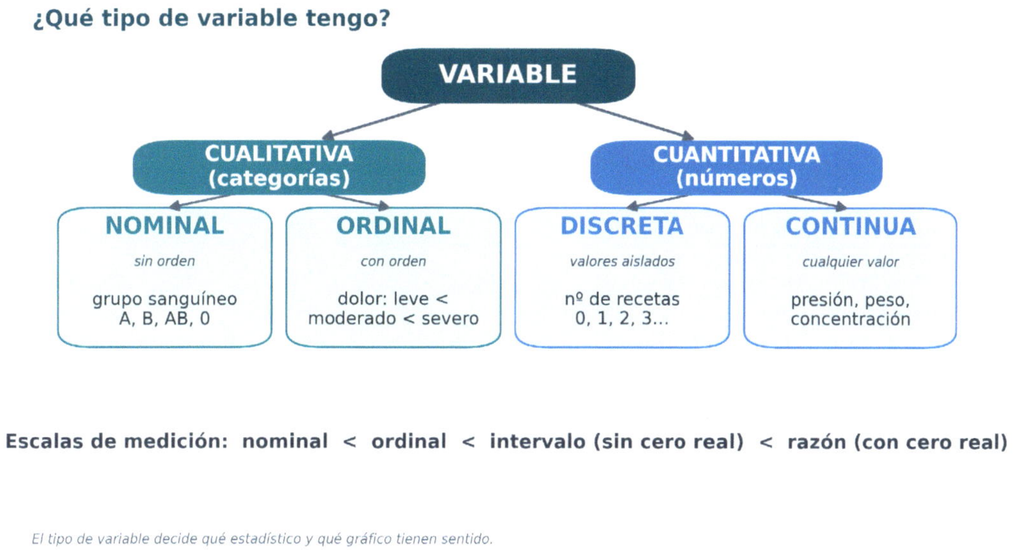

Figura 3.2. Clasificación de las variables, con ejemplos de farmacia.

Las variables **cualitativas** expresan categorías. Si no tienen orden natural son **nominales** (grupo sanguíneo: A, B, AB, 0); si tienen un orden son **ordinales** (intensidad del dolor: leve < moderado < severo). Las **cuantitativas** son números con los que tiene sentido operar: **discretas** si solo admiten valores aislados (número de recetas: 0, 1, 2...) y **continuas** si pueden tomar cualquier valor de un intervalo (peso, presión).

A esta clasificación se la suele afinar en cuatro **escalas de medición**: nominal (solo nombra), ordinal (ordena, pero las distancias no son comparables), de intervalo (distancias iguales, pero sin cero absoluto, como la temperatura en °C) y de razón (con cero real, donde tiene sentido decir "el doble", como el peso o la concentración).

> **IDEA CLAVE · el tipo de variable manda**
>
> Una cuantitativa admite media y desvío estándar; una cualitativa nominal, en cambio, solo la moda y gráficos de barras o sectores. Confundir el tipo de variable es el origen de la mayoría de los errores de análisis: por eso es la primera decisión, no un detalle.

> **¡OJO! ERROR FRECUENTE · códigos que parecen números**
>
> Codificar "varón = 1, mujer = 2" en la planilla no convierte al sexo en una variable numérica: sigue siendo cualitativa nominal, y su "media" (1,5) no significa nada. Lo mismo con un código postal o un número de historia clínica: son etiquetas, no cantidades.

3.2 · Organizar: la tabla de frecuencias

Con muchos datos cuantitativos conviene agruparlos en clases (intervalos) y contar cuántos caen en cada una. ¿Cuántas clases? Una guía práctica es usar entre 5 y 15, con una amplitud cómoda; muy pocas clases ocultan la forma, demasiadas la fragmentan. Para nuestra PAS, con recorrido de 118 a 145, elegimos clases de amplitud 5. Cada columna de la tabla responde una pregunta distinta:

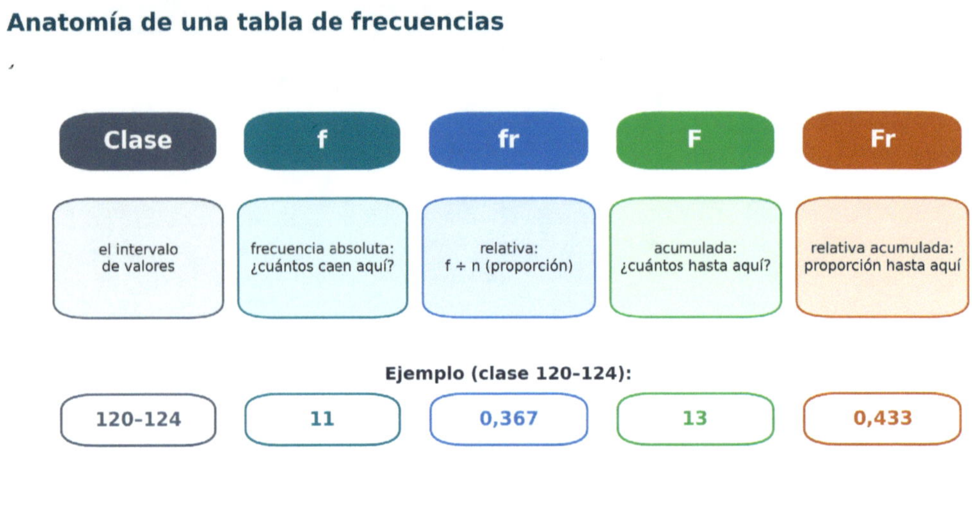

Cada columna responde una pregunta distinta sobre los datos.

Figura 3.3. Anatomía de la tabla de frecuencias: qué pregunta responde cada columna.

- **Frecuencia absoluta (f):** cuántos datos caen en la clase.
- **Frecuencia relativa (fr):** la proporción sobre el total (f ÷ n); × 100 da el porcentaje.
- **Frecuencia acumulada (F):** suma de las frecuencias hasta esa clase (“cuántos hay hasta aquí”).
- **Frecuencia relativa acumulada (Fr):** lo mismo, en proporción.

Clase (mmHg)	Marca	f	fr	F	Fr
115–119	117,0	2	0,067	2	0,067
120–124	122,0	11	0,367	13	0,433
125–129	127,0	8	0,267	21	0,700
130–134	132,0	4	0,133	25	0,833
135–139	137,0	3	0,100	28	0,933
140–144	142,0	1	0,033	29	0,967
145–149	147,0	1	0,033	30	1,000
Total		30	1,000		

Se lee de un vistazo: la clase más poblada es **120–124 mmHg** (11 pacientes, el 36,7 %), y el 70 % de las personas (Fr = 0,700) tiene una PAS de hasta 129 mmHg. La columna acumulada es la que permite responder preguntas del tipo "¿qué proporción está por debajo de tal valor?".

> **EXCEL EN ACCIÓN · contar por clases**
>
> Escribí los límites superiores de cada clase en una columna y usá **=FRECUENCIA(datos; clases)** (fórmula matricial: seleccioná el rango de salida y confirmá con Ctrl+Mayús+Entrar), o una tabla dinámica agrupando por rangos. Para el gráfico: Insertar → Histograma.

Las variables **cualitativas** también se resumen en tablas de frecuencia, pero sin clases: una fila por categoría (por ejemplo, cada grupo sanguíneo) con su f y su fr. Se muestran con un gráfico de **barras** (para comparar categorías) o de **sectores** (la "torta", útil solo cuando las partes suman un todo y son pocas).

3.3 · Visualizar: el gráfico correcto para cada variable

El gráfico depende, otra vez, del tipo de variable. Para **cualitativas** se usan barras (separadas, una por categoría) o sectores. Para **cuantitativas continuas** se usa el **histograma**: barras **pegadas**, porque el eje horizontal es una escala continua sin huecos. Uniendo los puntos medios de las barras se obtiene el **polígono de frecuencias**, útil para ver la forma.

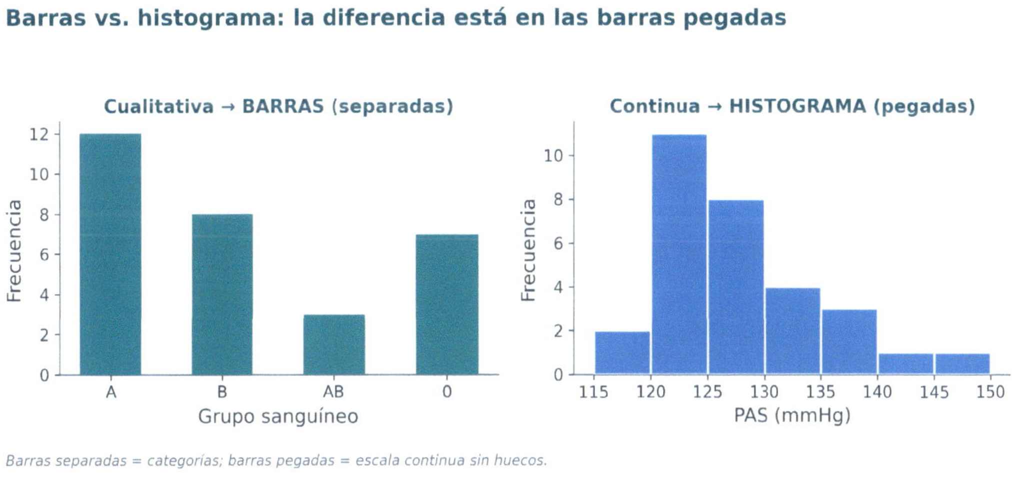

Figura 3.4. La diferencia clave: barras separadas para categorías; barras pegadas (histograma) para datos continuos.

¡OJO! ERROR FRECUENTE · barras vs. histograma

Barras separadas para categorías; barras pegadas (histograma) para datos continuos. Un gráfico de sectores con diez o quince categorías, o un histograma para una variable cualitativa, confunden más de lo que aclaran. Y cuidado con los ejes cortados: empezar el eje vertical en un valor distinto de cero exagera visualmente las diferencias.

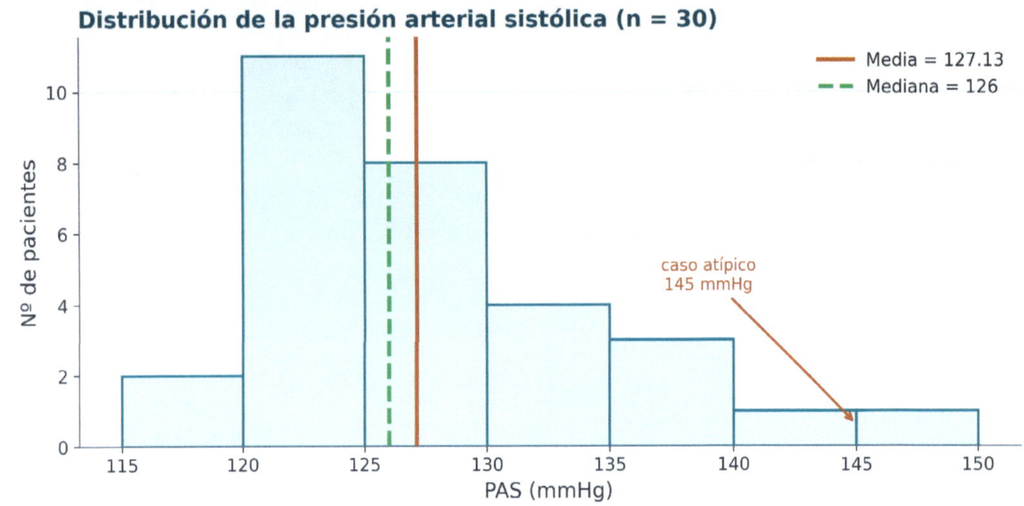

Figura 3.5. Histograma de la PAS. En naranja, la media; en verde, la mediana; a la derecha, el caso atípico.

3.4 · Resumir el centro: media, mediana y moda

Tres números responden, de maneras distintas, a la pregunta "¿cuál es el valor típico?". Elegir el adecuado es una decisión, no un automatismo.

La media aritmética

Es el promedio de siempre: se suman todos los valores y se divide por cuántos son.

LA FÓRMULA EN TRES REGISTROS

En palabras: media = suma de los valores ÷ cantidad de valores.

En símbolos: $\bar{x} = (\Sigma x_i) / n$ (Σ = "sumá todos los datos"; n = número de datos).

Con nuestros datos: $\bar{x}$ = 3814 / 30 = 127,13 mmHg.

La media usa el valor de *todos* los datos, lo que la hace muy informativa... pero también sensible: un solo valor extremo la desplaza. Existe además la **media ponderada**, que asigna a cada valor un peso. Por ejemplo, si mezclamos tres lotes de un jarabe con concentraciones de 20, 25 y 30 mg/mL y volúmenes de 1, 3 y 6 litros, la concentración media no es (20+25+30)/3 = 25, sino la **ponderada por el volumen**: (20·1 + 25·3 + 30·6) / (1+3+6) = 275/10 = 27,5 mg/mL. Cada valor pesa según su tamaño.

La mediana

Es el valor que queda **justo en el medio** al ordenar los datos: la mitad quedan por debajo y la mitad por encima. Con n impar es el valor central; con **n par** (como nuestros 30 datos) es el promedio de los dos centrales, el 15.º y el 16.º, que aquí son 126 y 126, de modo que la **mediana = 126 mmHg**. Su gran virtud es que es **robusta**: no la afectan los valores extremos.

La moda

Es el valor **más frecuente**. En nuestros datos, la **moda = 120 mmHg** (el 120 aparece 4 veces). Es la única medida de centro que también sirve para variables cualitativas (el grupo sanguíneo más frecuente). Una distribución puede tener dos modas (bimodal), lo que a veces delata la mezcla de dos poblaciones distintas.

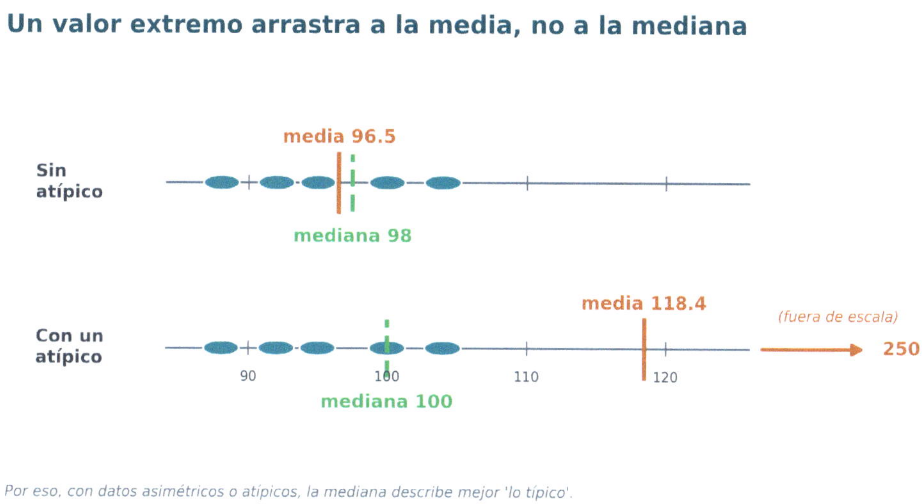

Figura 3.6. Un solo valor atípico apenas mueve la mediana, pero "arrastra" a la media.

> **IDEA CLAVE · ¿media o mediana?**
>
> Si la distribución es simétrica, media y mediana casi coinciden y da igual cuál usar. Si hay valores extremos o asimetría, la mediana describe mejor "lo típico". En nuestra muestra la media (127,13) supera a la mediana (126) porque el caso de 145 mmHg tira de ella hacia arriba: es la señal de una leve asimetría a la derecha.

> **UN POCO DE HISTORIA · Quetelet y el "hombre promedio"**
>
> En el siglo XIX, el belga Adolphe Quetelet fue el primero en aplicar la media a los seres humanos y acuñó la idea del *homme moyen* ("hombre promedio"): un individuo ideal con la estatura, el peso y hasta la "tendencia al crimen" medios de una población. La idea era fértil —fundó la biometría y, de paso, el índice de Quetelet, hoy índice de masa corporal— pero también peligrosa: recordá que la media es un resumen, no una persona real. Nadie tiene 2,3 hijos.

PARA CURIOSOS · la media es el punto de equilibrio

Si sumás las diferencias de cada dato respecto de la media (unas positivas, otras negativas), el resultado es exactamente 0: $\Sigma(x_i - \bar{x}) = 0$. La media es el fiel de la balanza de los datos (figura 3.7). Esta propiedad es, además, la semilla de la varianza.

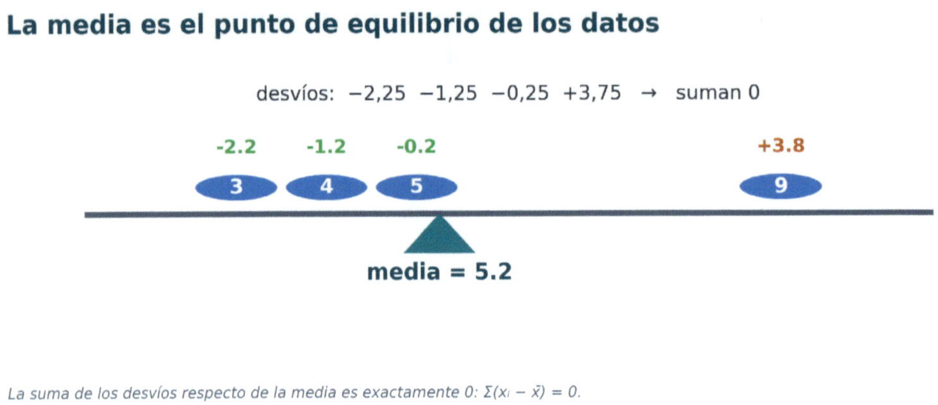

Figura 3.7. La media como punto de equilibrio: los desvíos a un lado y otro se compensan exactamente.

3.5 · Resumir la dispersión

Dos grupos pueden tener la misma media y ser muy distintos: en uno todos se parecen, en el otro hay de todo. Las medidas de dispersión capturan esa diferencia, y son tan importantes como el centro: una media sin una medida de dispersión al lado es un dato incompleto.

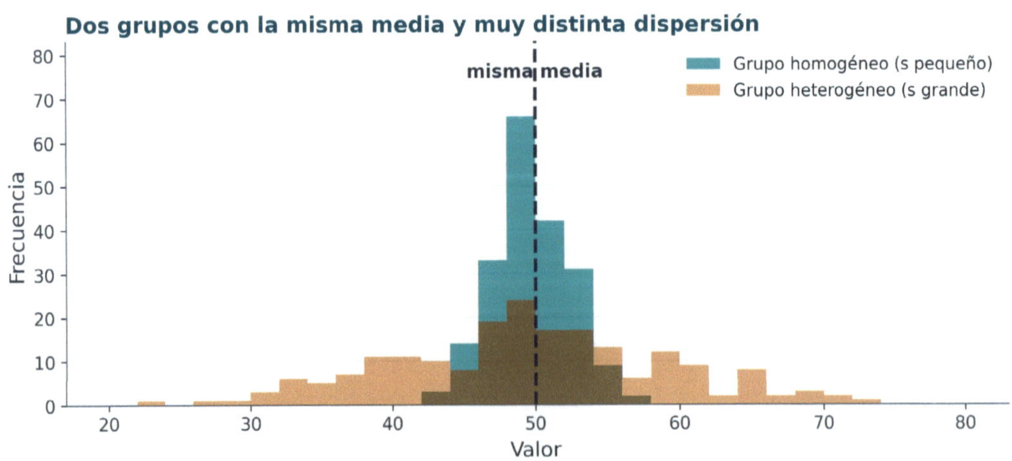

Figura 3.8. Misma media, muy distinta dispersión: el centro no cuenta toda la historia.

Rango

Es la resta **máximo − mínimo** = 145 − 118 = **27 mmHg**. Fácil de calcular, pero mira solo los dos extremos: un único caso raro lo dispara, así que es una medida frágil.

Varianza y desvío estándar, paso a paso

La idea: medir cuánto se aparta cada dato de la media, en promedio. Como los desvíos positivos y negativos se cancelarían (suman 0), primero se **elevan al cuadrado**. El promedio de esos cuadrados es la **varianza**; su raíz cuadrada, el **desvío estándar**, que vuelve a las unidades originales. Veámoslo con los primeros 5 valores (118, 122, 120, 135, 128), cuya media es 124,6:

Dato x_i	Desvío $(x_i - \bar{x})$	Desvío al cuadrado
118	-6,6	43,56
122	-2,6	6,76
120	-4,6	21,16
135	+10,4	108,16
128	+3,4	11,56
Σ	0	191,20

La suma de los cuadrados es 191,20. Dividimos por (n − 1) = 4: **varianza = 191,20 / 4 = 47,80 mmHg²**; y el **desvío estándar = √47,80 = 6,91 mmHg**. Sobre las 30 mediciones completas (que resolveremos con Excel), los valores son varianza = 47,91 mmHg² y desvío estándar = 6,92 mmHg.

Interpretación: en promedio, la presión de cada persona se aparta unos **6,92 mmHg** de la media. Cuanto mayor es el desvío, más heterogéneo es el grupo.

> **¡OJO! ERROR FRECUENTE · unidades y el (n − 1)**
>
> La varianza queda en unidades al cuadrado (mmHg²), difíciles de interpretar; por eso se prefiere el desvío estándar, en las unidades originales. Y cuando los datos son una muestra (lo habitual), se divide por n − 1, no por n: es lo que hacen Excel (DESVEST.M) y los trabajos científicos. Dividir por n subestima la dispersión.

> **PARA CURIOSOS · ¿por qué n − 1?**
>
> Al calcular los desvíos usamos la propia media de la muestra, que ya "gastó" un dato de información (los desvíos suman 0, así que, conocidos n − 1 de ellos, el último queda determinado). Dividir por n − 1 —los grados de libertad— corrige esa pequeña trampa y hace que, en promedio, la varianza muestral no subestime a la de la población.

Coeficiente de variación

El desvío estándar es absoluto y tiene unidades, así que no sirve para comparar variables distintas. El **coeficiente de variación** lo expresa como porcentaje de la media: $CV = (s / \bar{x}) \times 100$. En nuestra PAS, CV = (6,92 / 127,13) × 100 = 5,4 %.

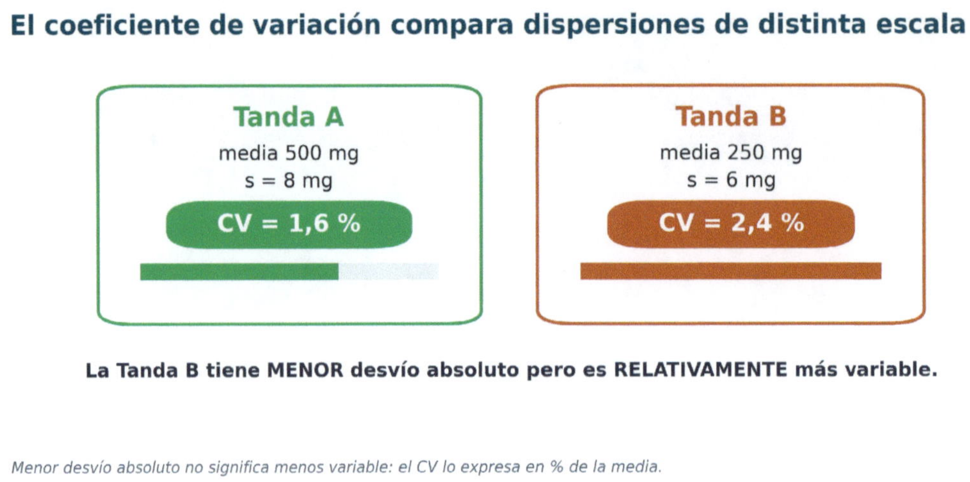

Figura 3.9. El coeficiente de variación permite comparar dispersiones de distinta escala.

Su utilidad se ve al comparar: una tanda de comprimidos con media 500 mg y s = 8 mg tiene CV = 1,6 %; otra con media 250 mg y s = 6 mg tiene CV = 2,4 %. Aunque la segunda tenga menor desvío *absoluto*, es **relativamente más variable**. El CV lo revela; el desvío estándar solo, no.

3.6 · Medidas de posición y el diagrama de caja

Los **cuartiles** dividen los datos ordenados en cuatro partes iguales: Q1 deja por debajo el 25 %, Q2 es la mediana (50 %) y Q3 deja por debajo el 75 %. Los **percentiles** generalizan la idea a cualquier porcentaje. Excel calcula Q1 con la función CUARTIL.INC, que ubica la posición 1 + 0,25 × (n − 1) en los datos ordenados e interpola si cae entre dos valores (existen varias convenciones, por eso otro software puede dar cifras ligeramente distintas). En nuestra muestra: **Q1 = 122; Q3 = 130,75**. La distancia entre ambos es el **rango intercuartílico (RIC) = 8,75 mmHg**, que contiene al 50 % central y es una medida de dispersión robusta.

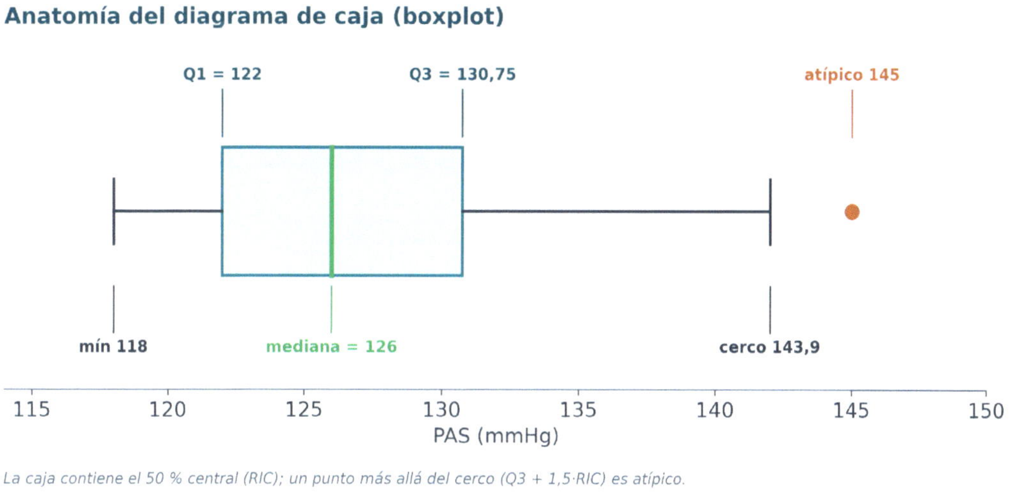

Figura 3.10. Anatomía de un diagrama de caja. El punto naranja es el valor atípico (145 mmHg).

El **diagrama de caja** (boxplot) resume todo esto: la caja va de Q1 a Q3, la línea interior es la mediana y los "bigotes" llegan hasta los valores no atípicos. Un dato se considera **atípico** si queda más allá de Q3 + 1,5 × RIC (o por debajo de Q1 − 1,5 × RIC).

PASO A PASO · ¿es 145 un valor atípico?

1) Cerco superior = Q3 + 1,5 × RIC = 130,75 + 1,5 × 8,75 = 143,875 mmHg.

2) Comparamos: 145 > 143,875.

3) Conclusión: el valor de 145 mmHg es atípico. Aparece como un punto suelto y conviene reevaluar a ese paciente (¿error de medición?, ¿hipertensión real?).

UN POCO DE HISTORIA · Tukey y el boxplot

El diagrama de caja lo popularizó John W. Tukey en los años 70, dentro de su "análisis exploratorio de datos": la idea, revolucionaria entonces, de mirar y dejar hablar a los datos antes de aplicarles pruebas. El boxplot condensa cinco números (mínimo, Q1, mediana, Q3, máximo) en un dibujo que se lee en un segundo y que hace saltar a la vista los atípicos.

EN EL HOSPITAL

Los percentiles se usan a diario: las curvas de crecimiento infantil (percentil 3, 50 y 97 de peso y talla) o los valores de referencia de un parámetro de laboratorio no son otra cosa que medidas de posición aplicadas a una población de referencia.

3.7 · La forma de la distribución

Una distribución es **simétrica** si se reparte de forma pareja a ambos lados del centro (media, mediana y moda casi coinciden). Tiene **asimetría positiva** si su cola se estira hacia la derecha (unos pocos valores altos; la media supera a la mediana) y **asimetría negativa** si la cola va hacia la izquierda (la media queda por debajo de la mediana). La relación entre las tres medidas de centro es, por eso, un termómetro de la forma.

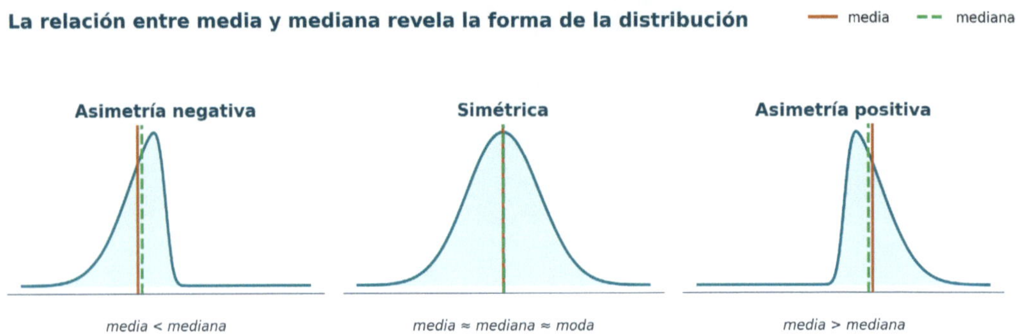

Figura 3.11. La relación entre media y mediana revela la forma de la distribución.

También se habla de **curtosis** para describir si la distribución es más apuntada o más achatada que la normal. Nuestra PAS tiene una leve asimetría positiva, coherente con que la media (127,13) sea mayor que la mediana (126).

3.8 · Todo junto en Excel: Herramientas para análisis

En vez de calcular a mano, Excel entrega todos los estadísticos de golpe. Activá el complemento (*Archivo → Opciones → Complementos → Herramientas para análisis*) y luego Datos → Análisis de datos → Estadística descriptiva, seleccionando la columna de datos y tildando “Resumen de estadísticas”. El esquema de la figura 3.12 muestra el diálogo y la salida:

Excel en acción · Estadística descriptiva (esquema de la interfaz)

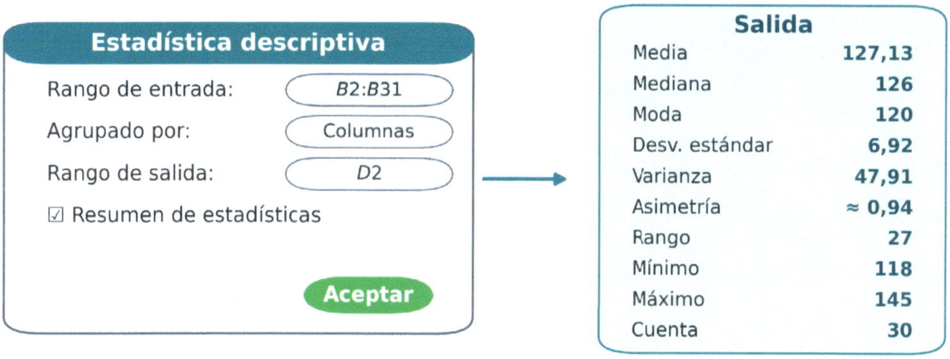

Datos → Análisis de datos → Estadística descriptiva. Un clic devuelve todos los estadísticos.

Figura 3.12. Excel en acción: el diálogo "Estadística descriptiva" y la tabla de resultados que devuelve.

Reconocés todos estos números: son los que calculamos a mano a lo largo del capítulo. El coeficiente de asimetría positivo (≈ 0,94) confirma la leve cola derecha que ya sospechábamos por la relación media–mediana.

PARA RECORDAR

- **Identificá primero el tipo de variable:** manda sobre qué estadístico y qué gráfico usar.
- **Centro:** media (sensible a extremos), mediana (robusta), moda (única válida en cualitativas).
- **Dispersión:** rango (frágil), desvío estándar (en las unidades, con n − 1), CV (para comparar escalas).
- **Posición:** cuartiles, RIC y boxplot para ver el 50 % central y los atípicos (regla de 1,5 × RIC).
- **Forma:** media > mediana sugiere asimetría positiva; con asimetría, preferí mediana y RIC.

Ponete a prueba

A · Opción múltiple

1. El grupo sanguíneo (A, B, AB, O) es una variable:

a) cuantitativa continua
b) cualitativa nominal
c) cualitativa ordinal
d) cuantitativa discreta

2. El número de recetas despachadas por día es una variable:

a) cualitativa
b) cuantitativa continua
c) cuantitativa discreta
d) ordinal

3. La intensidad del dolor (leve, moderado, severo) es una variable:

a) cuantitativa
b) cualitativa nominal
c) cualitativa ordinal
d) de razón

4. La temperatura en °C es una escala de medición:

a) nominal
b) ordinal
c) de intervalo
d) de razón

5. En una distribución con asimetría positiva se cumple que:

a) media < mediana
b) media > mediana
c) media = mediana
d) no hay moda

6. ¿Qué medida NO se altera por un único valor extremo?

a) la media
b) el rango
c) la mediana
d) el desvío estándar

7. El desvío estándar mide:

a) el valor más frecuente
b) la dispersión promedio respecto de la media
c) el dato central
d) el máximo

8. El rango intercuartílico (RIC) es:

a) Q3 – Q1
b) máximo – mínimo
c) Q2 – Q1
d) media – mediana

9. Para comparar la dispersión de dos variables con unidades distintas conviene:

a) la varianza
b) el coeficiente de variación
c) el rango
d) la moda

10. La varianza muestral divide la suma de cuadrados por:

a) n
b) $n - 1$
c) $n + 1$
d) $2n$

11. Un punto más allá del bigote del boxplot indica:

a) la media
b) un valor atípico
c) la moda
d) el percentil 25

12. Si la media es mayor que la mediana, la distribución probablemente sea:

a) simétrica
b) asimétrica positiva
c) asimétrica negativa
d) uniforme

13. Para una variable cualitativa nominal, la única medida de centro válida es:

a) la media
b) la mediana
c) la moda
d) el desvío estándar

14. El histograma se diferencia del gráfico de barras en que:

a) usa colores
b) tiene las barras pegadas
c) no tiene ejes
d) es para categorías

B · Verdadero o falso (justificá)

1. La media siempre representa mejor que la mediana al "valor típico" de un grupo.
2. El desvío estándar puede ser un número negativo.
3. Codificar el sexo como 1 y 2 permite calcular su media con sentido.
4. El coeficiente de variación no tiene unidades.

C · Problemas

1. Glucemia en ayunas (mg/dL) de 7 pacientes: 88, 92, 95, 100, 100, 104, 250. Calculá la media y la mediana e indicá cuál representa mejor al grupo y por qué.
2. Con esos mismos datos, calculá el rango y la moda.
3. Calculá la varianza y el desvío estándar de estos 4 valores: 10, 12, 14, 16 (armá la tabla de desvíos).
4. Tanda A de comprimidos: media 500 mg, s = 8 mg. Tanda B: media 250 mg, s = 6 mg. Calculá el CV de cada una y decí cuál es relativamente más variable.
5. Con Q1 = 122 y Q3 = 130,75 (RIC = 8,75), calculá el cerco superior y decidí si 145 es atípico.
6. Se mezclan tres lotes de una solución: 1 L a 20 mg/mL, 2 L a 26 mg/mL y 2 L a 30 mg/mL. Calculá la concentración media ponderada.
7. Una farmacia despacha por día: 40, 42, 41, 39, 40, 43 recetas. Calculá la media, el rango y el desvío estándar (tabla de desvíos).
8. En un servicio, la mediana de estancia es 4 días y la media 7 días. ¿Qué forma tiene la distribución y qué medida reportarías al director? Justificá.

D · Casos

Caso 1. Retomá los 30 valores de PAS. Describí la variable por completo: tipo, tabla de frecuencias, media, mediana y moda, desvío estándar, boxplot y forma. Redactá tres frases de conclusión para el médico de la campaña.

Caso 2. Dos farmacias controlan el peso (mg) de un mismo comprimido. Farmacia X: media 500, s = 5, sin atípicos. Farmacia Y: media 500, s = 5, pero con dos comprimidos de 470 y 530 que el boxplot marca como atípicos. Las dos informan "media 500 ± 5". ¿Por qué el control de Y es peor aunque los números resumidos coincidan? ¿Qué agregarías al informe para que se note?

Soluciones de este capítulo

Opción múltiple: 1-b · 2-c · 3-c · 4-c · 5-b · 6-c · 7-b · 8-a · 9-b · 10-b · 11-b · 12-b · 13-c · 14-b.

Verdadero o falso. B1 Falso: con asimetría o atípicos, la mediana representa mejor. B2 Falso: es una raíz de cuadrados, nunca negativo (mínimo 0). B3 Falso: sigue siendo nominal; su "media" no significa nada. B4 Verdadero: es un cociente entre s y la media, en la misma unidad, por eso queda en % (adimensional).

C1. Suma = 829; media = 118,4 mg/dL; mediana = 100 mg/dL. La mediana representa mejor: el valor 250 infla la media pero no la mediana.

C2. Rango = 250 − 88 = 162 mg/dL. Moda = 100 (aparece dos veces).

C3. Media = (10+12+14+16)/4 = 13. Desvíos: −3, −1, +1, +3; cuadrados: 9, 1, 1, 9; suma = 20. Varianza = 20/(4−1) = 6,67; desvío estándar = √6,67 = 2,58.

C4. CV(A) = 8/500 × 100 = 1,6 %; CV(B) = 6/250 × 100 = 2,4 %. La tanda B es relativamente más variable, pese a su menor s absoluto.

C5. Cerco superior = 130,75 + 1,5 × 8,75 = 143,875. Como 145 > 143,875, el 145 es atípico.

C6. Media ponderada = (1·20 + 2·26 + 2·30) / (1+2+2) = (20+52+60)/5 = 132/5 = 26,4 mg/mL.

C7. Media = 245/6 = 40,83 recetas; rango = 43 − 39 = 4. Desvíos respecto de 40,83: cuadrados suman ≈ 11,33; varianza = 11,33/5 = 2,27; s = √2,27 ≈ 1,51 recetas.

C8. Media (7) > mediana (4): asimetría positiva (unas pocas estancias largas estiran la cola). Al director conviene reportar la mediana (4 días) como "lo típico", y mencionar el rango o algún caso largo, porque la media sobreestima la estancia habitual.

Caso 1. Variable cuantitativa continua; clase modal 120–124; media 127,13 y mediana 126 (leve asimetría positiva); s = 6,92 mmHg (CV 5,4 %); boxplot con Q1 122, mediana 126, Q3 130,75 y el 145 como atípico. Conclusión tipo: "La PAS media del grupo fue 127 mmHg, con baja dispersión; un paciente presentó 145 mmHg, valor atípico que conviene reevaluar."

Caso 2. Los resúmenes coinciden porque media y s son iguales, pero Y tiene comprimidos fuera de control (atípicos de 470 y 530) que un promedio esconde: la uniformidad real es peor. Al informe habría que agregar el mínimo y el máximo (o el boxplot) y el recuento de atípicos, para que el descontrol se vea. Es el mensaje del capítulo: la media sin dispersión —y sin mirar los extremos— es un dato incompleto.

MÓDULO: PROBABILIDAD

Capítulo 4 · Azar y probabilidad: la lógica de la incertidumbre

En salud casi nada es seguro: un fármaco funciona en la mayoría de los pacientes, una prueba acierta casi siempre, una reacción adversa aparece de vez en cuando. La **probabilidad** es el lenguaje que permite hablar con precisión de todo ese “casi”. Es, además, el puente indispensable entre la estadística descriptiva (Capítulo 3), que resume lo que ya vimos, y la **inferencia** (Capítulos 6 y 7), que arriesga conclusiones sobre lo que no vimos. Sin probabilidad, no hay intervalos de confianza ni pruebas de hipótesis.

> **¿QUÉ VAS A APRENDER?**
>
> - Qué es una probabilidad, sus interpretaciones y sus axiomas.
> - Las reglas de la suma y del producto, y cuándo se aplica cada una.
> - La probabilidad condicional y el razonamiento de Bayes (semilla del diagnóstico).
> - Qué es una variable aleatoria discreta y una continua.
> - Cómo calcular la esperanza y la varianza de una variable aleatoria, y qué miden la covarianza y la correlación.

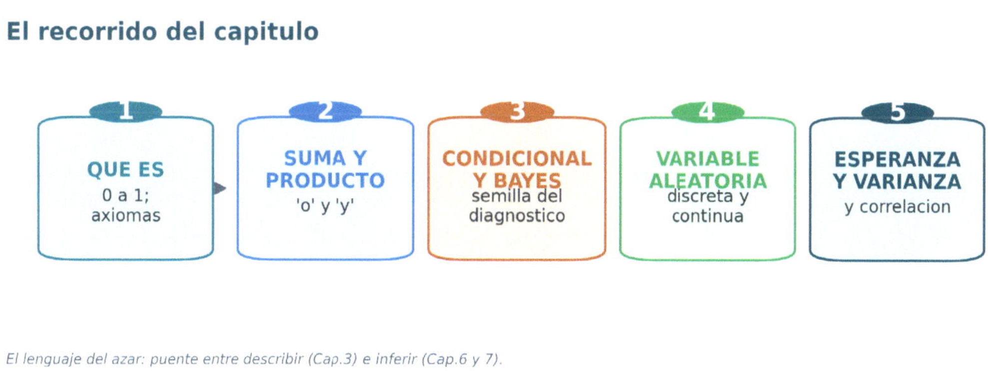

Figura 4.1. El recorrido del capítulo.

4.1 · ¿Qué es una probabilidad?

La probabilidad de un suceso es un número entre **0 (imposible) y 1 (seguro)** que mide qué tan factible es. Hay tres formas de entenderla. La **clásica** (de Laplace): casos favorables sobre casos posibles, cuando todos son igual de probables. La **frecuentista**: la frecuencia con que ocurriría si repitiéramos la situación muchísimas veces (si de cada 100 pacientes 2 tienen reacción, la probabilidad es 0,02). Y la **subjetiva**: el grado de creencia razonable ante la evidencia (base del enfoque bayesiano). En salud predomina la frecuentista.

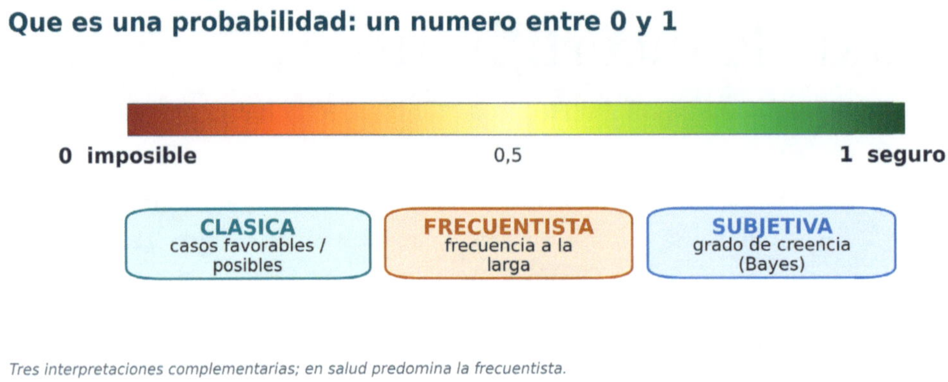

Figura 4.2. Una probabilidad es un número entre 0 y 1; tres interpretaciones complementarias.

Sobre esa idea se construyen tres **axiomas**: ninguna probabilidad es negativa ($P \geq 0$); la del suceso seguro vale 1; y si dos sucesos no pueden ocurrir a la vez, la probabilidad de que ocurra uno u otro es la suma de sus probabilidades. De ellos se deduce la **regla del complemento**: la probabilidad de que un suceso *no* ocurra es 1 menos la de que ocurra. Si la de reacción es 0,02, la de no tenerla es 0,98. Muchas veces es más fácil calcular "lo contrario" y restar.

4.2 · Las dos reglas básicas

La **regla de la suma** responde preguntas con "o". En su forma general, P(A o B) = P(A) + P(B) – P(A y B): se suman las dos probabilidades y se resta la superposición, para no contarla dos veces. Solo cuando los sucesos son **mutuamente excluyentes** esa superposición es cero y queda P(A o B) = P(A) + P(B).

La **regla del producto** responde preguntas con "y". Si los sucesos son **independientes** (uno no afecta al otro), P(A y B) = P(A) × P(B). Si no lo son, se usa la probabilidad condicional.

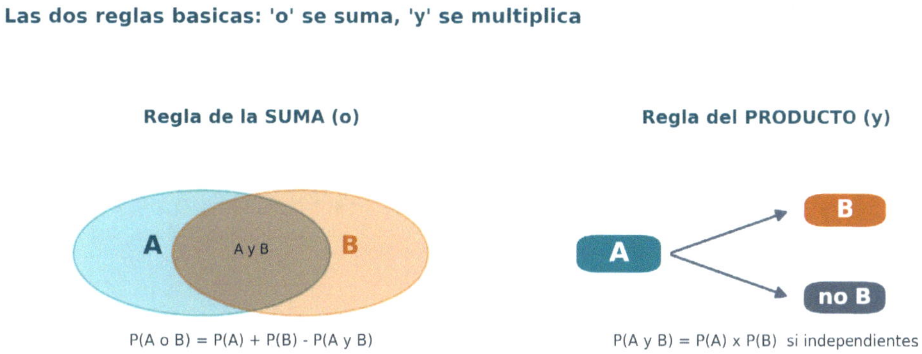

Figura 4.3. Regla de la suma (o) y regla del producto (y).

PASO A PASO · suma con superposición

En una población, el 40 % es hipertenso, el 30 % diabético y el 15 % ambas cosas. ¿Qué proporción es hipertensa o diabética?

P(HTA o DBT) = 0,40 + 0,30 − 0,15 = 0,55. Si hubiéramos olvidado restar el 15 % que tiene ambas, habríamos contado a esas personas dos veces y obtenido un erróneo 0,70.

¡OJO! ERROR FRECUENTE · excluyente ≠ independiente

Dos sucesos excluyentes no pueden ocurrir juntos (cara y cruz en un mismo tiro); dos independientes no se influyen (dos tiros distintos). Son ideas diferentes y hasta opuestas: si dos sucesos son excluyentes, saber que ocurrió uno te dice que el otro no ocurrió, ¡así que no son independientes! Confundirlas lleva a sumar cuando hay que multiplicar.

4.3 · Probabilidad condicional y el razonamiento de Bayes

Muchas veces la información cambia la probabilidad. La **probabilidad condicional** P(A | B) es la probabilidad de A sabiendo que ocurrió B, y se define como P(A y B) / P(B). Cuando los sucesos son dependientes, la regla del producto se vuelve P(A y B) = P(B) × P(A | B). El **árbol de probabilidades** es la herramienta visual: se multiplica a lo largo de cada rama.

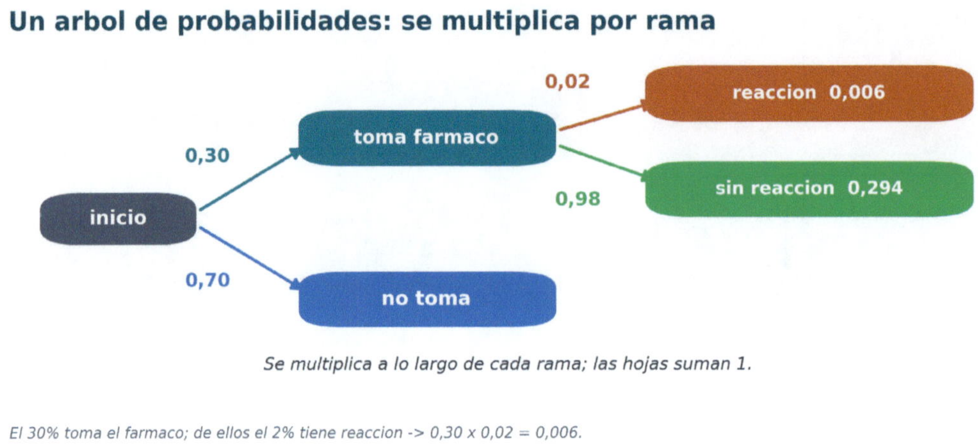

Figura 4.4. Un árbol de probabilidades: se multiplica a lo largo de cada rama.

El 30 % de los pacientes recibe cierto fármaco y, de ellos, el 2 % presenta una reacción adversa. La probabilidad de tomar el fármaco *y además* tener la reacción es 0,30 × 0,02 = 0,006 (6 de cada 1000). Aquí "0,02" es una probabilidad condicional: la de reacción *dado que* se tomó el fármaco.

La probabilidad condicional se vuelve fascinante cuando la **invertimos**. Una cosa es P(prueba positiva | enfermo) —la sensibilidad— y otra muy distinta es lo que le importa al paciente: P(enfermo | prueba positiva). El **teorema de Bayes** permite pasar de una a la otra, y el resultado suele ser sorprendente.

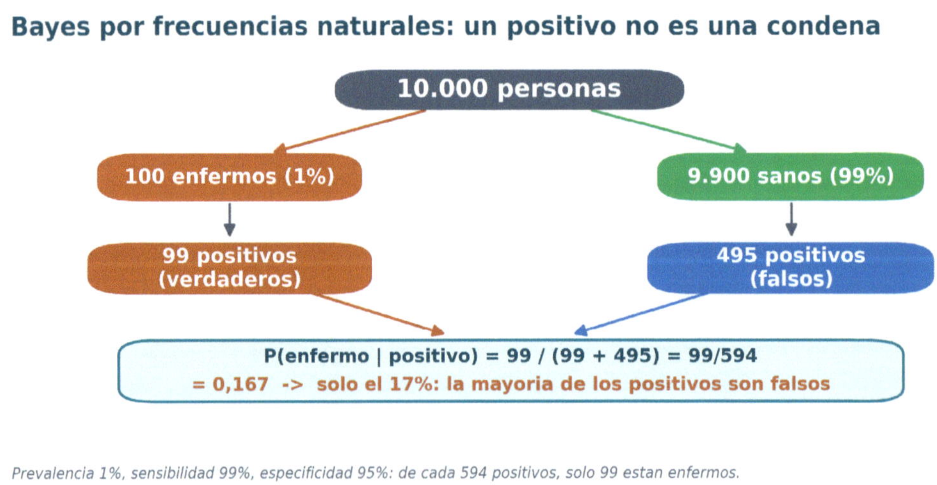

Figura 4.5. Bayes por frecuencias naturales: un positivo no es una condena.

PASO A PASO · Bayes: un positivo no es una condena

Una enfermedad tiene prevalencia 1 % (P(enf) = 0,01). Una prueba tiene sensibilidad 99 % y especificidad 95 %. Si a alguien le da positivo, ¿cuál es la probabilidad de que esté realmente enfermo?

Entre enfermos (1 %), positivos verdaderos: 0,99 × 0,01 = 0,0099. Entre sanos (99 %), falsos positivos: (1 – 0,95) × 0,99 = 0,0495.

P(enfermo | positivo) = 0,0099 / (0,0099 + 0,0495) = 0,167. ¡Solo el 17 %! Aunque la prueba es muy buena, como la enfermedad es rara, la mayoría de los positivos son falsos. Retomaremos esta idea en la Segunda parte (pruebas diagnósticas).

IDEA CLAVE · P(A|B) no es P(B|A)

Confundir "la probabilidad de A dado B" con "la de B dado A" es uno de los errores de razonamiento más frecuentes y costosos en medicina y en derecho. La probabilidad de dar positivo estando enfermo puede ser altísima, y la de estar enfermo habiendo dado positivo, baja. Dependen, además, de cuán frecuente sea la enfermedad.

4.4 · Variables aleatorias

Una **variable aleatoria** asigna un número al resultado de un fenómeno con azar. Es **discreta** si toma valores aislados (número de reacciones en 100 pacientes: 0, 1, 2...) y **continua** si puede tomar cualquier valor de un intervalo (la concentración plasmática). Para las discretas, cada valor tiene una probabilidad concreta, y la suma de todas vale 1. Para las continuas, la probabilidad de un valor exacto es cero; lo que tiene sentido es la probabilidad de caer en un **intervalo**, el área bajo la curva de densidad (clave con la distribución normal, Capítulo 5).

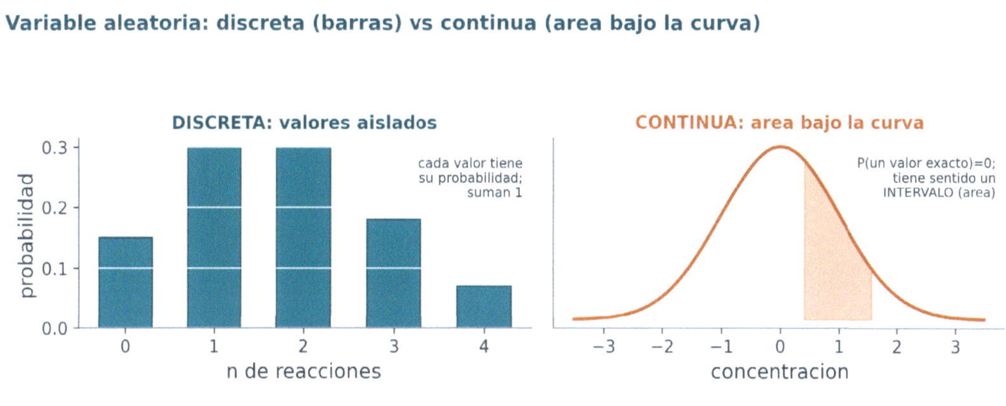

Figura 4.6. Variable aleatoria discreta (barras) y continua (área bajo la curva).

4.5 · Esperanza y varianza

La **esperanza** E(X) es el promedio "a la larga" de una variable aleatoria: cada valor pesado por su probabilidad. Es el equivalente teórico de la media del Capítulo 3. La **varianza** mide cuánto se dispersan los valores alrededor de esa esperanza.

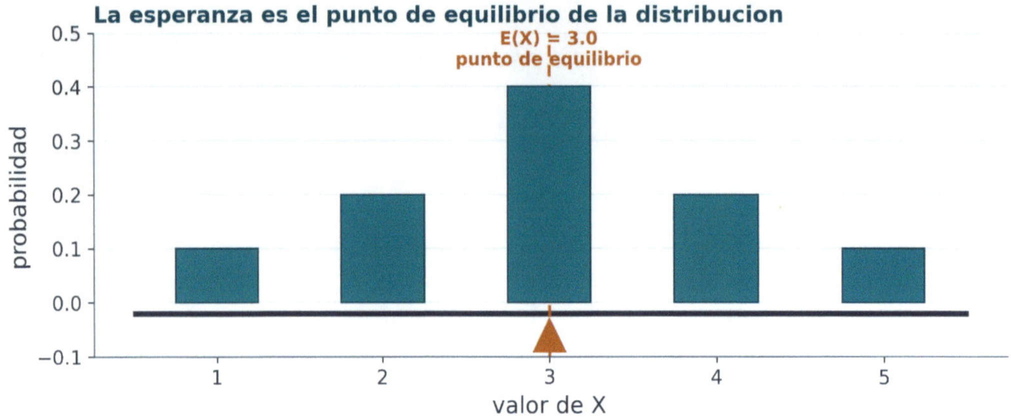

Figura 4.7. La esperanza es el punto de equilibrio de la distribución.

PASO A PASO · esperanza y varianza de una variable discreta

Una variable toma los valores 1, 2, 3, 4, 5 con probabilidades 0,1, 0,2, 0,4, 0,2, 0,1.

Esperanza: $E(X) = \sum x \cdot p = 0{,}1 + 0{,}4 + 1{,}2 + 0{,}8 + 0{,}5 = 3{,}0$.

Varianza: $E(X^2) = 0{,}1 + 0{,}8 + 3{,}6 + 3{,}2 + 2{,}5 = 10{,}2$. $Var(X) = 10{,}2 - 3^2 = 1{,}2$. Desvío = $\sqrt{1{,}2} = 1{,}10$.

PARA CURIOSOS · el "atajo" de la varianza

La fórmula $Var(X) = E(X^2) - [E(X)]^2$ ("la media de los cuadrados menos el cuadrado de la media") es un atajo cómodo, equivalente a promediar los desvíos al cuadrado. La misma idea, con datos en vez de probabilidades, aparece en la varianza muestral del Capítulo 3.

4.6 · Covarianza y correlación

Cuando miramos dos variables a la vez (por ejemplo, dosis y efecto), la **covarianza** indica si tienden a variar juntas: positiva si cuando una sube la otra también, negativa si cuando una sube la otra baja. Su problema es que su valor depende de las unidades, así que no dice si la relación es fuerte o débil. Para eso se usa el **coeficiente de correlación (r)**, que estandariza la covarianza a un número sin unidades entre −1 y +1. Lo desarrollaremos en el Capítulo 9.

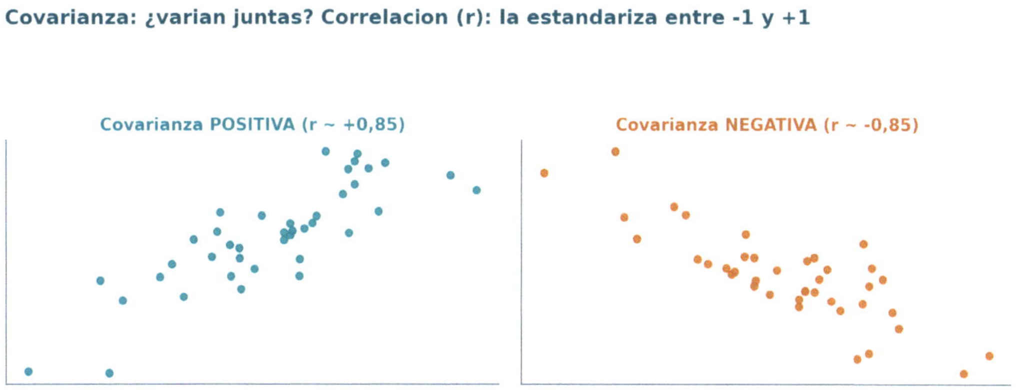

Figura 4.8. Covarianza (¿varían juntas?) y correlación (r, estandarizada entre −1 y +1).

PARA RECORDAR

- **Probabilidad: número entre 0 y 1.** Complemento: P(no A) = 1 − P(A).
- **Suma (o):** P(A)+P(B)−P(A y B); si son excluyentes, sin el término de superposición.
- **Producto (y):** P(A)×P(B) si son independientes; si no, con probabilidad condicional.
- **Condicional P(A|B) ≠ P(B|A);** Bayes las conecta y depende de la prevalencia.
- **Esperanza** = Σ valor × probabilidad; varianza = $E(X^2) - [E(X)]^2$.

Ponete a prueba

A · Opción múltiple

1. Una probabilidad siempre está entre:

a) −1 y 1
b) 0 y 1
c) 0 y 100
d) 1 y 10

2. La probabilidad de que un suceso NO ocurra (complemento) es:

a) 1 + P
b) 1 − P
c) 1/P
d) P^2

3. Para dos sucesos independientes, P(A y B) es:

a) P(A)+P(B)
b) P(A)×P(B)
c) P(A)−P(B)
d) P(A|B)

4. La regla general de la suma es P(A o B) =:

a) P(A)+P(B)
b) P(A)+P(B)−P(A y B)
c) P(A)×P(B)
d) P(A/B)+P(B)

5. P(A | B) se lee:

a) probabilidad de A o B
b) probabilidad de A sabiendo que ocurrió B
c) A por B
d) A menos B

6. Que una prueba muy buena dé positivo en una enfermedad rara suele significar:

a) que casi seguro está enfermo
b) que puede ser un falso positivo
c) que la prueba falló
d) que la prevalencia es alta

7. El número de reacciones adversas en 100 pacientes es una variable:

a) continua
b) discreta
c) cualitativa
d) ordinal

8. La esperanza E(X) es el equivalente teórico de:

a) la mediana
b) la moda
c) la media
d) el rango

9. El coeficiente de correlación r toma valores:

a) de 0 a 100
b) de −1 a +1
c) de 0 a 1
d) cualquiera

10. Dos sucesos mutuamente excluyentes:

a) no pueden ocurrir a la vez
b) son siempre independientes
c) tienen igual probabilidad
d) son lo mismo

11. El teorema de Bayes permite, sobre todo:

a) sumar probabilidades
b) pasar de P(B/A) a P(A/B)
c) calcular la media
d) descartar el azar

12. En una variable continua, la probabilidad de un valor exacto es:

a) 1
b) 0,5
c) 0
d) depende

13. La varianza de una variable aleatoria puede calcularse como:

a) $E(X) - E(X^2)$
b) $E(X^2) - [E(X)]^2$
c) $[E(X)]^2 - E(X^2)$
d) Σx

14. Si P(reacción) = 0,03, la probabilidad de NO tener reacción es:

a) 0,03
b) 0,97
c) 0,30
d) 1,03

B · Verdadero o falso (justificá)

1. Dos sucesos mutuamente excluyentes son también independientes.
2. P(A | B) es siempre igual a P(B | A).
3. La suma de las probabilidades de todos los valores de una variable discreta vale 1.
4. En una variable continua, la probabilidad se lee como el área bajo la curva en un intervalo.

C · Problemas

1. En una caja, el 20 % de los comprimidos son defectuosos. Si tomás 2 al azar (con reposición), ¿probabilidad de que ambos sean defectuosos? ¿Y de que al menos uno lo sea?
2. En una población, el 50 % son mujeres, el 20 % fumadores y el 12 % mujeres fumadoras. ¿Qué proporción es mujer o fumador?
3. El 40 % de los pacientes son hipertensos y, de ellos, el 25 % son diabéticos. ¿Qué proporción es hipertensa y diabética?
4. Una variable toma los valores 0, 1, 2 con probabilidades 0,5, 0,3, 0,2. Calculá su esperanza y su varianza.

5. Una enfermedad tiene prevalencia 2 %. Una prueba tiene sensibilidad 90 % y especificidad 90 %. Con frecuencias naturales sobre 10.000 personas, estimá P(enfermo | positivo).
6. Si P(efecto adverso) = 0,05, ¿cuál es la probabilidad de no tenerlo (complemento)?
7. Al tirar un dado equilibrado, ¿cuál es la probabilidad de sacar un 2 o un 5? (sucesos excluyentes).
8. Una variable toma los valores 1, 2, 3 con probabilidades 0,2, 0,5, 0,3. Calculá su esperanza E(X).

D · Casos

Caso 1. Un programa de tamizaje usa una prueba con sensibilidad 95 % y especificidad 90 % en una población donde la enfermedad tiene prevalencia 1 %. (a) Sobre 10.000 personas, ¿cuántos enfermos y cuántos sanos hay? (b) ¿Cuántos verdaderos positivos y cuántos falsos positivos? (c) Estimá P(enfermo | positivo). (d) ¿Por qué, a pesar de una prueba "buena", la mayoría de los positivos son falsos, y qué implica esto para tamizar poblaciones de bajo riesgo?

Caso 2. En una farmacia, el 25 % de los clientes compra el analgésico A y, de forma independiente, el 40 % compra el protector gástrico G. (a) ¿Probabilidad de que un cliente compre A y G (asumiendo independencia)? (b) ¿Probabilidad de que compre A o G? (c) ¿Probabilidad de que no compre ninguno de los dos? (d) Si en realidad quienes compran A tienden a comprar G, ¿seguiría siendo válido multiplicar las probabilidades? Justificá.

Soluciones de este capítulo

Opción múltiple: 1-b · 2-b · 3-b · 4-b · 5-b · 6-b · 7-b · 8-c · 9-b · 10-a · 11-b · 12-c · 13-b · 14-b.

Verdadero o falso. B1 Falso: son ideas opuestas; si dos sucesos son excluyentes, que ocurra uno implica que el otro no, así que son dependientes. B2 Falso: P(A|B) y P(B|A) suelen diferir (positivo dado enfermo ≠ enfermo dado positivo). B3 Verdadero: las probabilidades de todos los valores de una discreta suman 1. B4 Verdadero: en una continua la probabilidad de un intervalo es el área bajo la curva de densidad.

C1. Ambos defectuosos: 0,20 × 0,20 = 0,04. Al menos uno: 1 – P(ninguno) = 1 – 0,80 × 0,80 = 1 – 0,64 = 0,36.

C2. P(mujer o fumador) = 0,50 + 0,20 – 0,12 = 0,58.

C3. Producto con condicional: P(HTA y DBT) = 0,40 × 0,25 = 0,10.

C4. E(X) = 0×0,5 + 1×0,3 + 2×0,2 = 0,7. E(X^2) = 0 + 0,3 + 0,8 = 1,1. Var = 1,1 – $0,7^2$ = 1,1 – 0,49 = 0,61.

C5. De 10.000: 200 enfermos y 9.800 sanos. Verdaderos positivos = 0,90 × 200 = 180; falsos positivos = 0,10 × 9.800 = 980. P(enfermo | positivo) = 180 / (180 + 980) = 180/1.160 = 0,155 (15,5 %).

C6. P(no efecto) = 1 – 0,05 = 0,95.

C7. Excluyentes: P(2 o 5) = 1/6 + 1/6 = 2/6 = 1/3 ≈ 0,33.

C8. E(X) = 1×0,2 + 2×0,5 + 3×0,3 = 0,2 + 1,0 + 0,9 = 2,1.

Caso 1. (a) 100 enfermos y 9.900 sanos. (b) Verdaderos positivos = 0,95 × 100 = 95; falsos positivos = 0,10 × 9.900 = 990. (c) P(enfermo | positivo) = 95 / (95 + 990) = 95/1.085 = 0,088 (8,8 %). (d) Porque los sanos son muchísimos más que los enfermos: aun un 10 % de falsos positivos sobre 9.900 sanos (990) supera con creces a los 95 verdaderos positivos. Tamizar poblaciones de baja prevalencia genera muchos falsos positivos; conviene reservar la prueba para grupos de mayor riesgo o confirmar los positivos con una segunda prueba.

Caso 2. (a) P(A y G) = 0,25 × 0,40 = 0,10. (b) P(A o G) = 0,25 + 0,40 − 0,10 = 0,55. (c) P(ninguno) = 1 − 0,55 = 0,45 (o (1−0,25)(1−0,40) = 0,75 × 0,60 = 0,45). (d) No: si comprar A hace más probable comprar G, los sucesos son dependientes y no se puede multiplicar sin más; habría que usar la probabilidad condicional P(G | A).

MÓDULO: DISTRIBUCIONES

Capítulo 5 · Las distribuciones que todo farmacéutico debería conocer

Muchos fenómenos, por más azarosos que parezcan, siguen **patrones conocidos**. Si sabemos que el número de comprimidos defectuosos de un lote sigue una Binomial, o que el peso de los comprimidos sigue una Normal, podemos calcular probabilidades sin repetir el experimento mil veces. Una **distribución de probabilidad** es el modelo matemático que describe cómo se reparten los valores posibles de una variable aleatoria. Este capítulo presenta las cuatro familias que sostienen toda la inferencia estadística de los capítulos siguientes.

> **¿QUÉ VAS A APRENDER?**
>
> - Reconocer cuándo se aplica cada distribución (sus condiciones), no solo su fórmula.
> - Usar la Binomial y la de Poisson para contar éxitos y eventos raros.
> - Manejar la Normal, la estandarización Z y la regla 68–95–99,7.
> - Comprender el teorema central del límite y por qué la Normal aparece por todas partes.
> - Saber para qué sirven las distribuciones χ^2, t de Student y F de Fisher.

Las distribuciones del capitulo

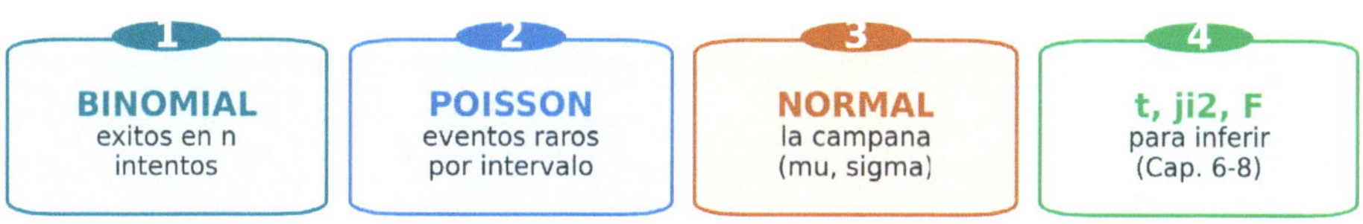

Modelos que describen como se reparten los valores de una variable aleatoria.

Figura 5.1. Las distribuciones del capítulo.

5.1 · La distribución Binomial

Aparece cuando se cumplen cuatro condiciones: repetimos **n** veces un experimento, cada repetición tiene solo **dos resultados** (éxito/fracaso, defectuoso/correcto), la probabilidad de éxito **p** es constante, y las repeticiones son **independientes**. La variable es "cuántos éxitos hay en las n repeticiones". Su media es sencillamente **n × p** (si reviso 20 comprimidos y el 5 % sale fallado, espero, en promedio, 1 fallado).

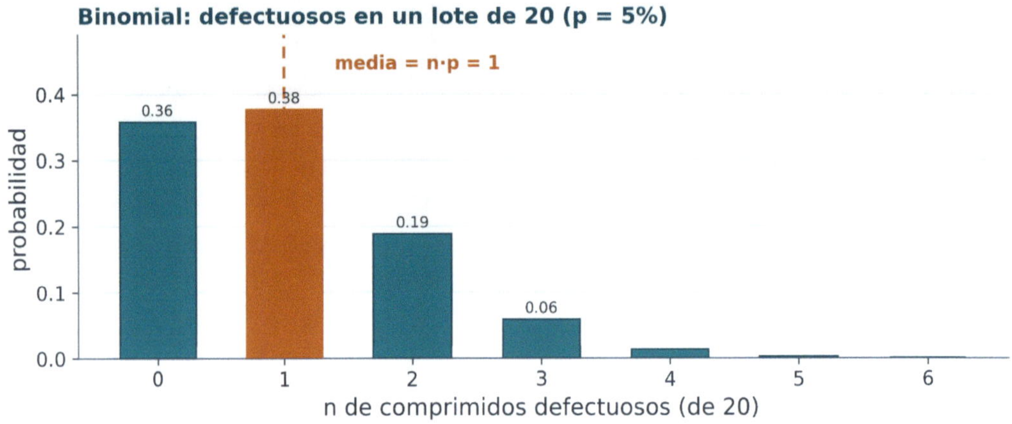

Figura 5.2. Binomial: probabilidad del número de defectuosos en un lote de 20.

PASO A PASO · control de calidad (n = 20, p = 0,05)

Probabilidad de ningún defectuoso: $P(X = 0) = 0{,}95^{20} = 0{,}358$ (36 %).

Probabilidad de exactamente uno: $P(X = 1) = 20 \times 0{,}05 \times 0{,}95^{19} = 0{,}377$ (38 %).

Probabilidad de dos o más (complemento): $P(X \geq 2) = 1 - 0{,}358 - 0{,}377 = 0{,}265$ (26 %).

¡OJO! ERROR FRECUENTE · las condiciones importan

La Binomial exige p constante e independencia. Si al sacar comprimidos SIN reposición la proporción de defectuosos cambia con cada extracción, o si los defectos vienen "en tandas" (no independientes), la Binomial deja de ser el modelo correcto. Antes de aplicar una distribución, verificá que se cumplan sus supuestos.

5.2 · La distribución de Poisson

Modela el número de veces que ocurre un **evento raro** en un intervalo de tiempo o de espacio: notificaciones de una reacción adversa por semana, colonias en una placa, llamadas a un centro de farmacovigilancia por día. Depende de un solo número, **λ (lambda)**, el promedio de eventos por intervalo. Una peculiaridad elegante: en la Poisson, la media y la varianza son **ambas iguales a λ**.

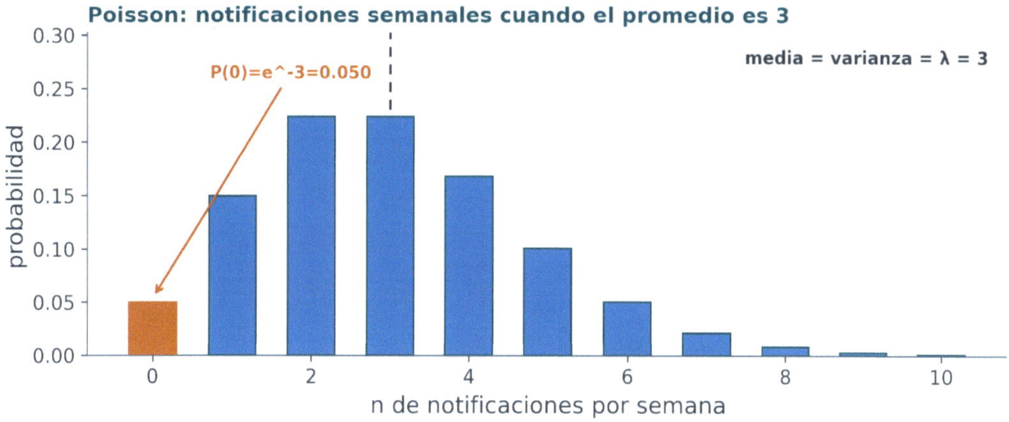

Figura 5.3. Poisson: número de notificaciones semanales cuando el promedio es 3.

Ejemplo: si un centro recibe en promedio $\lambda = 3$ notificaciones por semana, la probabilidad de una semana sin ninguna es $P(X = 0) = e^{-3} = 0{,}050$ (5 %). Por lo tanto, la de al menos una es 1 − 0,050 = 0,950 (95 %). Contar "eventos raros por unidad" es el pan de cada día de la farmacovigilancia (Segunda parte).

> **PARA CURIOSOS · Poisson como límite de la Binomial**
>
> La Poisson es lo que se obtiene de una Binomial cuando n crece mucho y p se hace muy chica manteniendo su producto $\lambda = n \times p$ aproximadamente constante (muchos pacientes, evento muy raro). Por eso es el modelo natural de los efectos adversos poco frecuentes en poblaciones grandes.

5.3 · La distribución Normal

Es la famosa **campana**: simétrica alrededor de su media, con la mayoría de los valores cerca del centro y cada vez menos hacia los extremos. Describe bien muchísimas variables biológicas (peso, presión, glucemia, talla). Queda completamente definida por dos parámetros: su media **μ** (dónde está el centro) y su desvío **σ** (cuán ancha es).

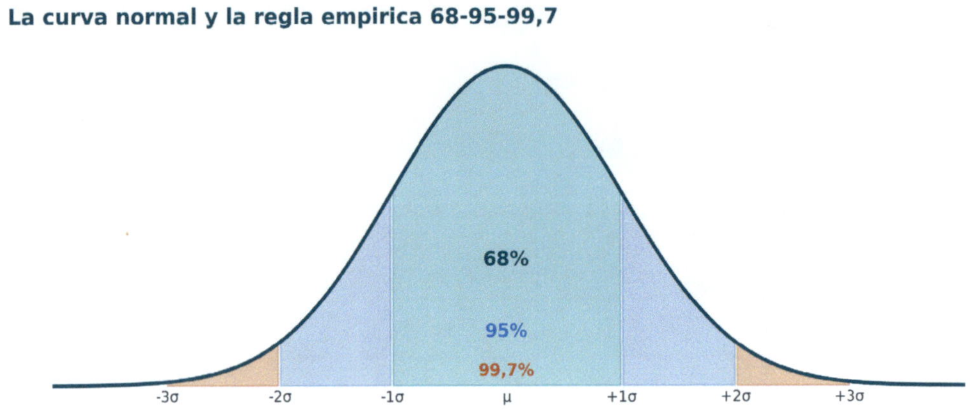

Figura 5.4. La curva normal y la regla empírica 68–95–99,7.

Para comparar valores de Normales distintas se usa la **puntuación Z**, que responde "¿a cuántos desvíos de su media está este dato?": $Z = (\text{valor} - \mu) / \sigma$. La Z convierte cualquier Normal en la **Normal estándar** (media 0, desvío 1), para la que existe una tabla —o la función de Excel— que da la probabilidad de cada zona.

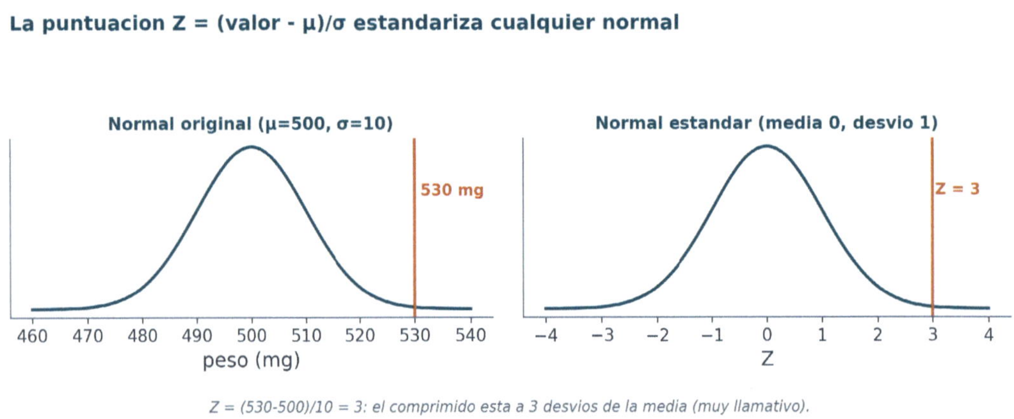

Figura 5.5. La puntuación Z estandariza cualquier Normal en la Normal estándar.

> **IDEA CLAVE · la regla 68–95–99,7**
>
> En cualquier Normal, alrededor del 68 % de los datos cae a ±1 desvío de la media, el 95 % a ±2 y el 99,7 % a ±3. Por eso un valor a más de 2 o 3 desvíos se considera llamativo: es raro por definición. Esta regla permite estimar probabilidades "de cabeza", sin tablas.

PASO A PASO · peso de comprimidos (μ = 500 mg, σ = 10 mg)

¿Qué proporción pesa más de 520 mg? Z = (520 – 500)/10 = 2,0. La probabilidad de superar Z = 2 es 0,0228 → un 2,3 %.

¿Y entre 480 y 520 mg? Son ±2 desvíos, así que por la regla empírica cae alrededor del 95 % (exacto 95,4 %).

Un comprimido de 525 mg tiene Z = 2,5: está a 2,5 desvíos, un valor llamativo (menos del 1 % lo supera).

5.4 · El teorema central del límite

Aquí viene uno de los resultados más profundos y útiles de toda la estadística. El **teorema central del límite** (TCL) dice que, aunque los datos originales no sigan una Normal (pueden ser sesgados, discretos, lo que sea), el **promedio** de muestras suficientemente grandes sí tiende a distribuirse de forma Normal, y esa Normal se centra en la media verdadera. Cuantas más observaciones por muestra, mejor se cumple.

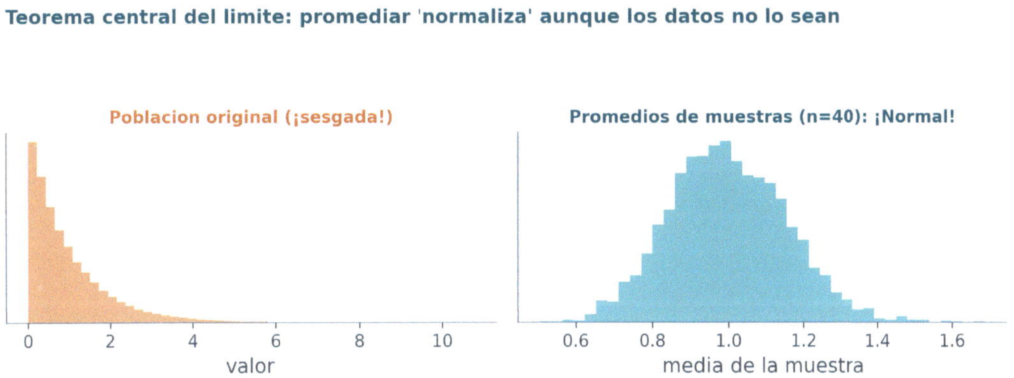

Figura 5.6. El teorema central del límite: promediar “normaliza” aunque los datos no lo sean.

¿Por qué importa tanto? Porque casi toda la inferencia trabaja con **promedios** (medias de muestras, proporciones), y este teorema garantiza que esos promedios se comportan de forma Normal. Es lo que hará posible construir intervalos de confianza (Capítulo 6) y pruebas de hipótesis (Capítulo 7) aunque no sepamos casi nada de la forma original de los datos. La Normal no aparece por casualidad: aparece porque **promediamos**.

5.5 · Las distribuciones muestrales: χ^2, t y F

Al hacer inferencia surgen tres distribuciones auxiliares, emparentadas con la Normal. La **t de Student** se parece a la Normal pero es más ancha (“colas más gordas”) cuando la muestra es chica, porque incorpora la incertidumbre extra de estimar el desvío; se usa para medias cuando no conocemos σ (Capítulos 6 y 7). La **χ^2 (ji-cuadrado)** se usa para varianzas y para analizar tablas de frecuencias. La **F de Fisher** compara dos varianzas y es la base del ANOVA (Capítulo 8). Las tres dependen de un parámetro llamado **grados de libertad**: a más grados de libertad, la t se parece más a la Normal.

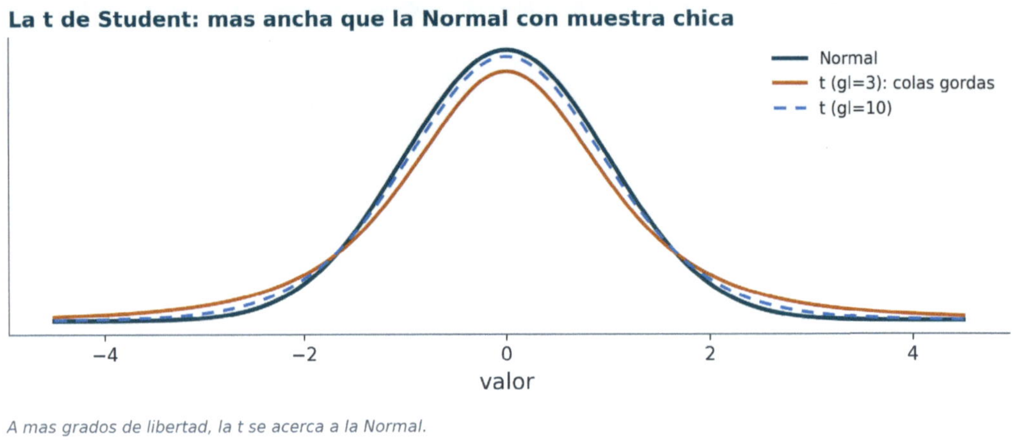

Figura 5.7. La t de Student: más ancha que la Normal con muestra chica.

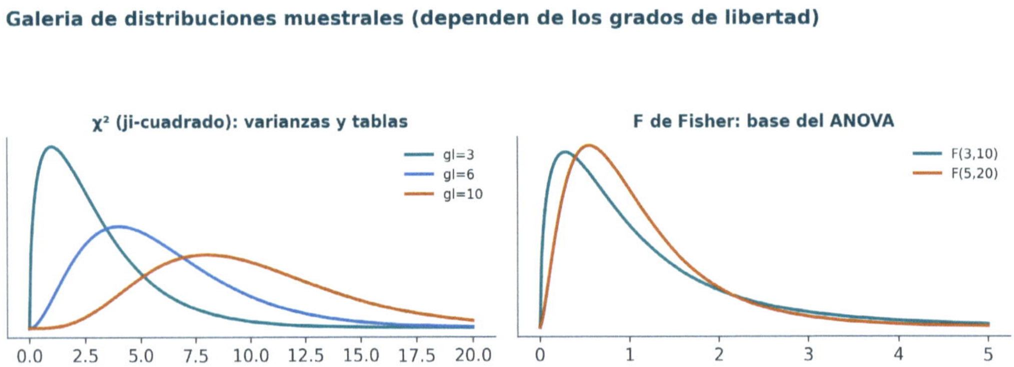

Figura 5.8. Galería de las distribuciones muestrales (χ^2 y F).

PARA RECORDAR

- **Binomial:** nº de éxitos en n intentos (dos resultados, p constante, independientes); media n·p.
- **Poisson:** nº de eventos raros por intervalo (promedio λ; media = varianza = λ).
- **Normal:** la campana (μ, σ); regla 68–95–99,7; $Z = (x - \mu)/\sigma$.
- **TCL:** el promedio de muestras grandes es Normal, aunque los datos no lo sean.
- **t, χ^2, F:** distribuciones para inferir (medias, varianzas, tablas); dependen de los grados de libertad.

EXCEL EN ACCIÓN · funciones de distribución

- **=DISTR.BINOM.N(k; n; p; FALSO)** da la probabilidad de exactamente k éxitos; con VERDADERO, la acumulada.
- **=POISSON.DIST(k; λ; FALSO)** para la Poisson.
- **=DISTR.NORM.N(x; μ; σ; VERDADERO)** da la acumulada; =DISTR.NORM.ESTAND.N(z; VERDADERO) usa la Z.
- **=DISTR.NORM.ESTAND.INV(prob)** hace el camino inverso: de una probabilidad a la Z.

Ponete a prueba

A · Opción múltiple

1. Para contar cuántos comprimidos defectuosos hay en un lote de 20 se usa la:

a) Normal
b) Binomial
c) t de Student
d) F

2. La media de una Binomial con n = 50 y p = 0,10 es:

a) 5
b) 10
c) 50
d) 0,10

3. El número de reacciones adversas raras por semana se modela con la:

a) Poisson
b) Binomial
c) Normal
d) χ^2

4. En la distribución de Poisson, la media y la varianza:

a) son iguales (λ)
b) son opuestas
c) no se relacionan
d) valen 0

5. En una Normal, aproximadamente el 95 % de los datos cae a:

a) ±1 desvío
b) ±2 desvíos
c) ±3 desvíos
d) ±0,5 desvíos

6. La puntuación Z de un valor indica:

a) su probabilidad exacta
b) a cuántos desvíos está de la media
c) su percentil
d) su varianza

7. El teorema central del límite dice que el promedio de muestras grandes:

a) es siempre 0
b) tiende a ser Normal
c) es igual a la moda
d) no se puede calcular

8. La distribución que sostiene el ANOVA es la:

a) t
b) χ^2
c) F
d) Binomial

9. La Poisson puede verse como límite de la Binomial cuando:

a) n es chico y p grande
b) n es grande y p muy pequeña
c) $p = 0{,}5$
d) no hay independencia

10. Una distribución Normal queda completamente definida por:

a) su media y su desvío
b) solo su media
c) su moda y su rango
d) los grados de libertad

11. La probabilidad de que una Normal supere Z = 2 es aproximadamente:

a) 0,50
b) 0,16
c) 0,023
d) 0,90

12. Comparada con la Normal, la t de Student (con pocos gl) tiene:

a) colas más finas
b) colas más gordas
c) la misma forma
d) dos picos

13. Los grados de libertad afectan sobre todo a las distribuciones:

a) Binomial y Poisson
b) t, χ^2 y F
c) Normal estándar
d) ninguna

14. El teorema central del límite requiere, en la práctica, que:

a) los datos sean Normales
b) las muestras sean suficientemente grandes
c) p = 0,5
d) no haya varianza

B · Verdadero o falso (justificá)

1. En la distribución de Poisson, la media y la varianza son iguales.
2. El teorema central del límite exige que los datos originales sigan una Normal.
3. La regla 68–95–99,7 vale para cualquier distribución, no solo la Normal.
4. La distribución F de Fisher es la base del ANOVA.

C · Problemas

1. El peso de unos comprimidos es Normal con media 500 mg y desvío 10 mg. ¿Entre qué valores está aproximadamente el 95 % de los comprimidos?
2. Un comprimido pesa 530 mg. Calculá su puntuación Z e indicá si es un valor llamativo.
3. Una técnica tiene 90 % de eficacia y se aplica 10 veces de forma independiente. ¿Qué distribución modela el número de éxitos y cuál es su media?
4. Un centro recibe en promedio 2 notificaciones por día. ¿Cuál es la probabilidad de un día sin ninguna? (usá $e^{-2} \approx 0{,}135$).
5. Una Binomial tiene n = 20 y p = 0,05. Calculá P(X = 0) y P(X = 1).
6. Para $\lambda = 3$ notificaciones por semana, ¿cuál es la probabilidad de al menos una en la semana? (usá $e^{-3} \approx 0{,}050$).
7. La talla de una población es Normal con $\mu = 170$ cm y $\sigma = 7$ cm. ¿Qué Z tiene una persona de 184 cm, y qué porcentaje, aproximadamente, es más alto?
8. Indicá qué distribución usarías para: (a) defectuosos en un lote, (b) errores raros por día, (c) comparar tres medias, (d) analizar una tabla de frecuencias.

D · Casos

Caso 1. Un laboratorio controla un lote sacando 20 comprimidos al azar (con reposición); la proporción histórica de defectuosos es 5 %. (a) ¿Qué distribución modela el número de defectuosos y cuál es su media? (b) ¿Probabilidad de encontrar ninguno? (c) ¿Y de encontrar dos o más? (d) Si los defectos aparecieran "en tandas" (no independientes), ¿seguiría siendo válida la Binomial? Justificá.

Caso 2. El peso de un comprimido es Normal con $\mu = 250$ mg y $\sigma = 5$ mg. La especificación acepta entre 240 y 260 mg. (a) ¿A cuántos desvíos están esos límites? (b) ¿Qué porcentaje de comprimidos, aproximadamente, queda dentro de la especificación (regla empírica)? (c) Un comprimido pesa 263 mg: calculá su Z e interpretá. (d) Si el proceso se descentrara y la media pasara a 255 mg (mismo σ), ¿qué le pasaría a la proporción fuera de especificación por el lado alto?

Soluciones de este capítulo

Opción múltiple: 1-b · 2-a · 3-a · 4-a · 5-b · 6-b · 7-b · 8-c · 9-b · 10-a · 11-c · 12-b · 13-b · 14-b.

Verdadero o falso. B1 Verdadero: en la Poisson media = varianza = λ. B2 Falso: el TCL vale aunque los datos no sean Normales; justamente esa es su potencia. B3 Falso: la regla 68–95–99,7 es propia de la Normal. B4 Verdadero: la F compara varianzas y es la base del ANOVA.

C1. ±2 desvíos: entre 480 y 520 mg (500 ± 2×10).

C2. $Z = (530 - 500)/10 = 3{,}0$. Está a 3 desvíos: muy llamativo (solo ~0,1 % lo supera).

C3. La Binomial ($n = 10$, $p = 0{,}90$); media = $n \cdot p = 9$ éxitos esperados.

C4. Poisson con $\lambda = 2$: $P(X = 0) = e^{-2} \approx 0{,}135$ (13,5 %).

C5. $P(X = 0) = 0{,}95^{20} = 0{,}358$ (36 %). $P(X = 1) = 20 \times 0{,}05 \times 0{,}95^{19} = 0{,}377$ (38 %).

C6. P(al menos una) = $1 - P(0) = 1 - 0{,}050 = 0{,}950$ (95 %).

C7. $Z = (184 - 170)/7 = 2{,}0$. Por la regla empírica, superar +2 desvíos corresponde a ~2,3 %: cerca del 2–3 % es más alto.

C8. (a) Binomial; (b) Poisson; (c) F (ANOVA); (d) χ^2 (ji-cuadrado).

Caso 1. (a) Binomial ($n = 20$, $p = 0{,}05$); media = $n \cdot p = 1$ defectuoso esperado. (b) $P(X = 0) = 0{,}95^{20} = 0{,}358$ (36 %). (c) $P(X \geq 2) = 1 - P(0) - P(1) = 1 - 0{,}358 - 0{,}377 = 0{,}265$ (26 %). (d) No: la Binomial exige independencia y p constante; si los defectos vienen en tandas, no son independientes y el modelo deja de ser válido.

Caso 2. (a) 240 y 260 están a $Z = (240 - 250)/5 = -2$ y $Z = +2$: ±2 desvíos. (b) Por la regla empírica, ~95 % (exacto 95,4 %) queda dentro. (c) $Z = (263 - 250)/5 = 2{,}6$: a 2,6 desvíos, un valor llamativo, fuera de especificación por el lado alto. (d) Con $\mu = 255$ y $\sigma = 5$, el límite alto 260 queda a $Z = (260 - 255)/5 = 1$: superar $Z = 1$ es ~16 %, así que la proporción fuera de especificación por arriba crece mucho (de ~2,3 % a ~16 %). Descentrar el proceso dispara los rechazos.

MÓDULO: ESTIMACIÓN

Capítulo 6 · De la muestra a la población: intervalos de confianza

Medimos una muestra, pero lo que nos importa es la **población**. ¿Cuál es la presión media de todos los pacientes, no solo de los 30 que medí? Nunca lo sabremos con exactitud, pero sí podemos dar un **rango razonable** de valores para ese parámetro desconocido y declarar cuánta confianza merece. Ese rango es el **intervalo de confianza**, y es la primera —y quizá la más honesta— de las herramientas de inferencia, porque no esconde la incertidumbre: la cuantifica.

> **¿QUÉ VAS A APRENDER?**
>
> - Distinguir población de muestra, y parámetro de estadístico.
> - Comprender qué es el error estándar y por qué disminuye con la raíz de n.
> - Construir e interpretar intervalos de confianza de una media y de una proporción.
> - Entender qué significa realmente "95 % de confianza".
> - Saber de qué depende el ancho de un intervalo y la lógica del tamaño muestral.

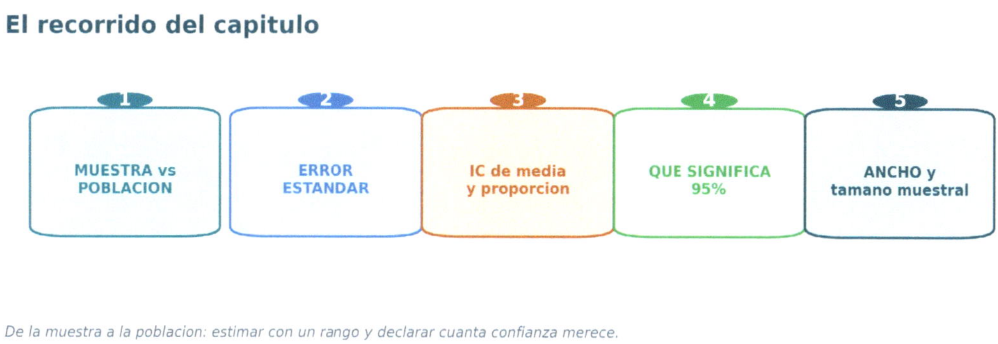

Figura 6.1. El recorrido del capítulo.

6.1 · Población, muestra, parámetro y estadístico

Cuatro palabras que conviene no confundir. La **población** es el conjunto completo que nos interesa (todos los pacientes hipertensos del país); la **muestra**, el subconjunto que efectivamente medimos (los 30 de la campaña). Un **parámetro** es un número de la población (su media μ, su desvío σ), casi siempre desconocido y fijo. Un **estadístico** es su equivalente calculado en la muestra ($\bar{x}$, s), conocido pero variable de muestra en muestra. Toda la inferencia consiste en usar el estadístico (lo que tenemos) para estimar el parámetro (lo que queremos).

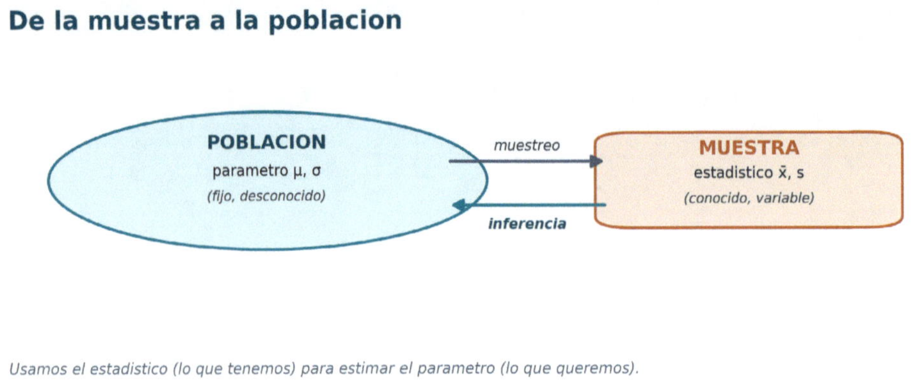

Figura 6.2. Tomamos una muestra para inferir sobre la población.

6.2 · El error estándar

Si otro colega tomara otra muestra de 30 pacientes, su media saldría un poco distinta. Esa variabilidad de la media entre muestras es lo que mide el **error estándar**: el desvío estándar de los datos dividido por la raíz del tamaño de muestra, **SE = s / √n**. La clave conceptual: la media de una muestra es mucho más estable que los datos individuales, porque al promediar, los valores altos y bajos se compensan.

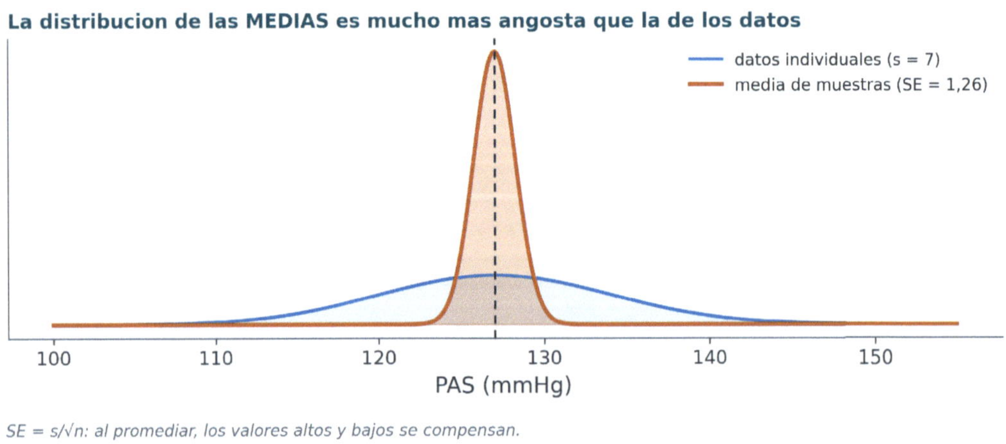

Figura 6.3. La distribución de las medias es mucho más angosta que la de los datos.

¿Por qué aparece √n y no n? Porque el error decrece, pero cada vez más despacio: para reducir el error estándar a la mitad no basta con duplicar la muestra, hay que **cuadruplicarla** (√4 = 2). Es la ley de los rendimientos decrecientes de la estadística, y explica por qué los estudios enormes son caros y no siempre valen la pena.

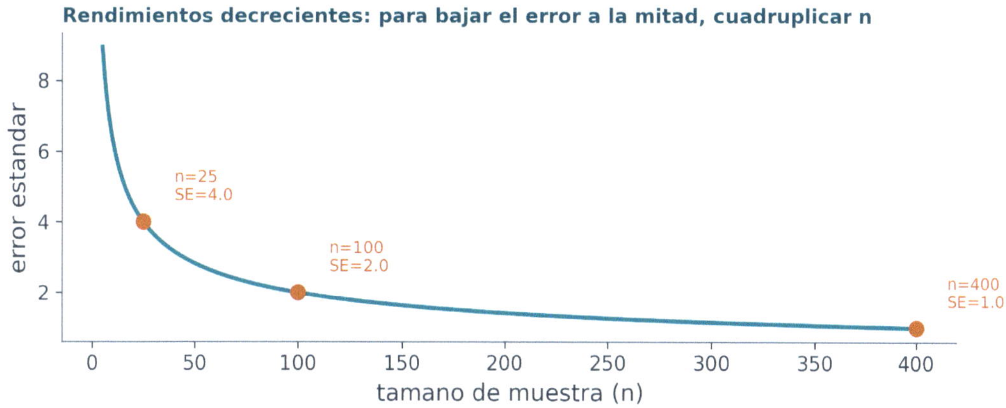

Figura 6.4. Rendimientos decrecientes: para bajar el error a la mitad hay que cuadruplicar n.

> **IDEA CLAVE · desvío estándar ≠ error estándar**
>
> El desvío estándar (s) describe cuánto varían los datos individuales entre sí (cuánto difieren las presiones de dos pacientes). El error estándar (s/√n) describe cuánto varía la media de una muestra a otra. Son cosas distintas: el primero no cambia con n; el segundo se achica al crecer n. Confundirlos es un error clásico.

6.3 · Intervalo de confianza de una media

Un intervalo de confianza del 95 % se construye tomando la estimación puntual y sumándole y restándole un margen de error: **x̄ ± t × SE**. El factor **t** proviene de la distribución t de Student (Capítulo 5) y vale alrededor de 2 para el 95 %; se usa t —algo mayor que el 1,96 de la Normal— porque estimamos el desvío con la muestra, lo que agrega una pizca de incertidumbre, sobre todo con n chico; con muestras grandes, t y 1,96 casi coinciden.

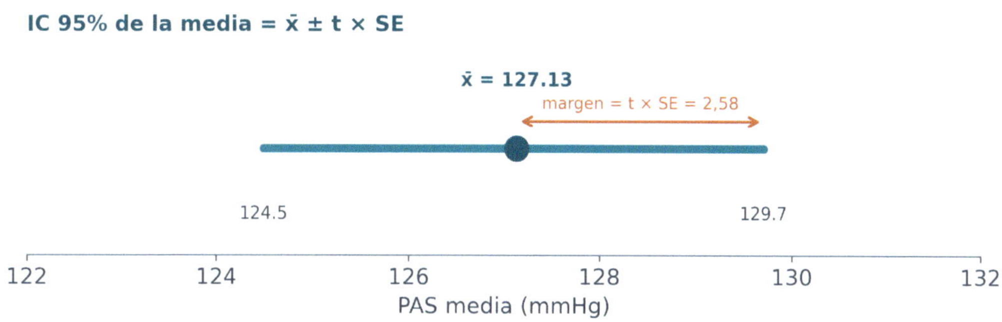

Figura 6.5. IC 95 % de la media = x̄ ± t × SE.

PASO A PASO · IC 95 % de la PAS media

Datos: $\bar{x}$ = 127,13 mmHg, s = 6,92, n = 30.

Error estándar = s/√n = 6,92/√30 = 1,26 mmHg. Factor t para 95 % con gl = 29: t = 2,045.

Margen = 2,045 × 1,26 = 2,58 mmHg. IC 95 % = 127,13 ± 2,58 = [124,5 ; 129,7] mmHg.

Interpretación: es plausible que la PAS media de la población esté entre 124,5 y 129,7 mmHg. La estimación puntual (127,13) queda en el centro.

6.4 · Intervalo de confianza de una proporción

Cuando el resultado es un porcentaje (proporción de pacientes controlados, de curados), se construye un IC análogo alrededor de la proporción muestral **p̂**, con su propio error estándar: **SE = √[p̂(1 − p̂) / n]**.

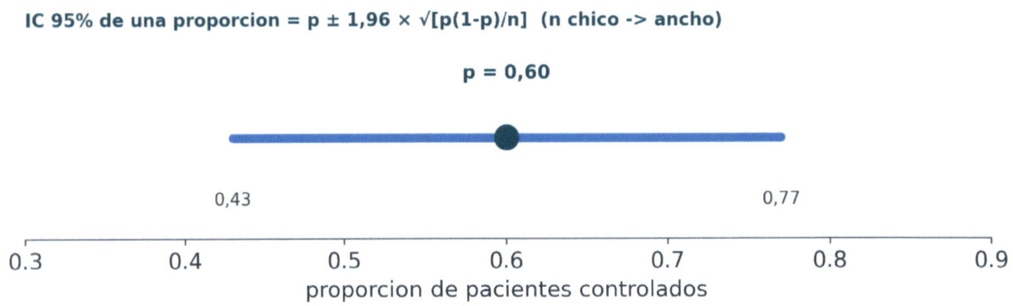

Figura 6.6. IC 95 % de una proporción = p̂ ± 1,96 × √[p̂(1 − p̂)/n].

PASO A PASO · IC 95 % de una proporción

De 30 pacientes, 18 quedaron controlados: p̂ = 18/30 = 0,60.

Error estándar = √[0,60 × 0,40 / 30] = √0,008 = 0,089.

IC 95 % = 0,60 ± 1,96 × 0,089 = 0,60 ± 0,175 = [0,43 ; 0,77], entre el 43 % y el 77 %. Es aproximado (válido cuando n·p̂ y n·(1−p̂) no son muy chicos) y sale ancho porque la muestra es chica.

6.5 · Qué significa "95 % de confianza"

Es la parte más malinterpretada de toda la estadística. El 95 % *no* es la probabilidad de que la media verdadera esté dentro de este intervalo concreto (la media verdadera es un número fijo: o está o no está). Significa algo sobre el **método**: si repitiéramos el muestreo muchísimas veces y calculáramos un intervalo cada vez, alrededor del 95 % de esos intervalos contendrían la media verdadera. Confiamos en el procedimiento, no en un intervalo puntual.

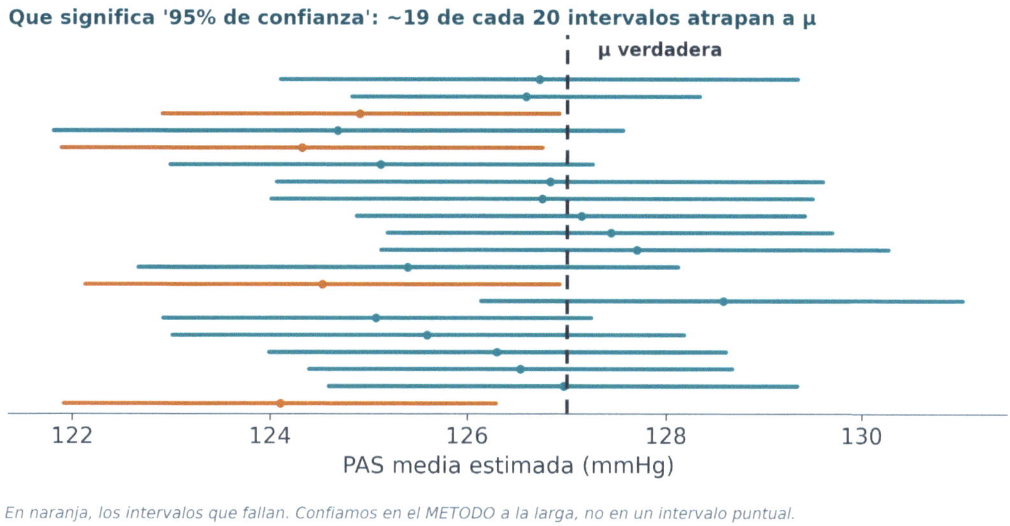

Figura 6.7. Cada muestra da un intervalo distinto; cerca del 95 % "atrapan" a μ (en naranja, los que fallan).

¡OJO! ERROR FRECUENTE · qué NO es el intervalo

El intervalo de confianza no es "el rango donde está el 95 % de los pacientes" (eso sería un intervalo de referencia, otra cosa). Es un rango de valores plausibles para el parámetro (la media o la proporción de la población), no para los individuos.

6.6 · De qué depende el ancho del intervalo

Un intervalo angosto es más informativo (estima con más precisión). Su ancho depende de tres cosas. Del **tamaño de muestra**: más n, intervalo más angosto (por el √n). De la **variabilidad** de los datos: más desvío, intervalo más ancho. Y del **nivel de confianza**: pedir más confianza (99 % en vez de 95 %) ensancha el intervalo, porque para estar "más seguros" hay que abarcar más. Hay un canje inevitable entre confianza y precisión.

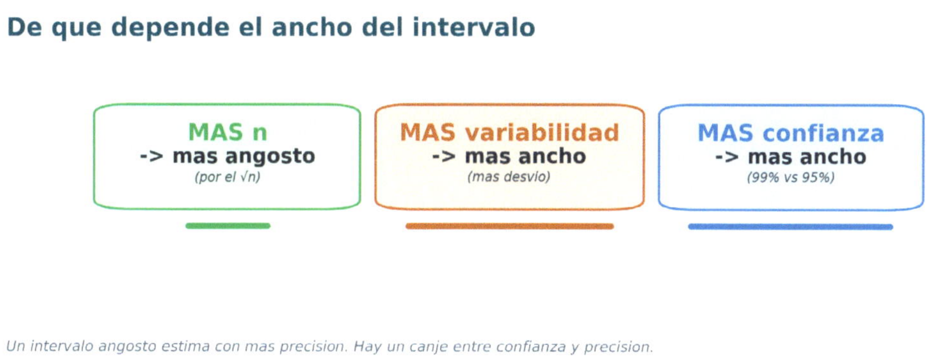

Figura 6.8. De qué depende el ancho: tamaño de muestra, variabilidad y nivel de confianza.

Antes de un estudio se calcula el **tamaño de muestra** necesario para lograr la precisión deseada. Como el margen lleva $\sqrt{n}$ en el denominador, para reducirlo a la mitad hay que cuadruplicar el n. Por eso "más grande" no siempre es razonable: hay un punto de rendimientos decrecientes donde agrandar el estudio cuesta mucho y mejora poco.

PARA RECORDAR

- **Parámetro** (población, μ) fijo y desconocido; estadístico (muestra, $\bar{x}$) conocido y variable.
- **Error estándar = $s/\sqrt{n}$:** la media varía menos que los datos, y aún menos con n grande.
- **IC de la media = $\bar{x} \pm t \times SE$;** IC de una proporción = $\hat{p} \pm 1{,}96 \times \sqrt{[\hat{p}(1-\hat{p})/n]}$.
- **"95 % de confianza"** se refiere al método a la larga, no a este intervalo puntual.
- **El ancho** baja con más n, sube con más variabilidad y con más nivel de confianza.

EXCEL EN ACCIÓN

- **=INTERVALO.CONFIANZA.T(α; s; n)** da el margen para la media (por ejemplo α = 0,05); luego el IC es la media ± ese margen.
- Para una proporción, se calcula el error estándar con $\sqrt{[\hat{p}(1-\hat{p})/n]}$ y se multiplica por 1,96.

Ponete a prueba

A · Opción múltiple

1. Un parámetro es un número de la:

a) muestra
b) población
c) tabla
d) fórmula

2. El error estándar de la media es:

a) $s \times n$
b) $s / \sqrt{n}$
c) s^2
d) s / n

3. El desvío estándar y el error estándar:

a) son lo mismo
b) el primero describe los datos, el segundo la media
c) ambos suben con n
d) no se relacionan

4. Si aumentamos el tamaño de la muestra, el intervalo de confianza:

a) se ensancha
b) se angosta
c) no cambia
d) desaparece

5. "95 % de confianza" significa que:

a) el 95 % de los pacientes está en el intervalo
b) el 95 % de los intervalos así construidos contienen el parámetro
c) hay 95 % de error
d) la media es 95

6. Para reducir el margen de error a la mitad hay que:

a) duplicar n
b) cuadruplicar n
c) reducir n
d) cambiar la media

7. Pedir 99 % de confianza en vez de 95 % hace el intervalo:

a) más angosto
b) más ancho
c) igual
d) nulo

8. El factor t (en vez de 1,96) se usa porque:

a) la media es grande
b) estimamos el desvío con la muestra
c) n es infinito
d) siempre es mejor

9. El error estándar de una proporción es:

a) $\hat{p}/n$
b) $\sqrt{[\hat{p}(1-\hat{p})/n]}$
c) $\hat{p}(1-\hat{p})$
d) 1,96

10. Un intervalo de confianza estima, ante todo:

a) a los individuos
b) el parámetro de la población
c) el desvío
d) la moda

11. Si la variabilidad de los datos aumenta, el intervalo:

a) se angosta
b) se ensancha
c) no cambia
d) se anula

12. El error estándar disminuye con:

a) n
b) $\sqrt{n}$
c) n^2
d) la media

13. En el IC de la media, la estimación puntual queda:

a) en un extremo
b) en el centro
c) fuera
d) siempre en 0

14. Un IC 95 % de una diferencia que incluye el 0 indica:

a) una diferencia grande
b) que la diferencia no es significativa
c) un error de cálculo
d) una media alta

B · Verdadero o falso (justificá)

1. El error estándar y el desvío estándar son la misma cosa.
2. "95 % de confianza" quiere decir que el 95 % de los pacientes está dentro del intervalo.
3. Cuadruplicar el tamaño de muestra reduce el error estándar aproximadamente a la mitad.
4. Pedir un 99 % de confianza en lugar de un 95 % ensancha el intervalo.

C · Problemas

1. Una muestra de 100 pacientes tiene glucemia media 95 mg/dL y desvío 20 mg/dL. Calculá el error estándar de la media.
2. Con esos datos, el IC 95 % es aproximadamente 95 ± 1,96 × error estándar. Calculalo e interpretalo.
3. En un ensayo, 45 de 90 pacientes respondieron ($\hat{p}$ = 0,50). Calculá el error estándar de la proporción y el IC 95 % aproximado.
4. Explicá por qué el intervalo del problema anterior se angostaría si el ensayo tuviera 360 pacientes en vez de 90.

5. Para la PAS del capítulo ($\bar{x}$ = 127,13; s = 6,92; n = 30; t = 2,045), verificá que el IC 95 % es [124,5 ; 129,7].
6. Un IC 95 % para la diferencia de presión entre dos tratamientos va de −2 a +8 mmHg. ¿Es significativa la diferencia? Justificá.
7. Con un error estándar de 2 y n = 100, ¿qué tamaño de muestra haría falta, aproximadamente, para bajar el error estándar a 1?
8. De 50 pacientes, 30 mejoraron. Calculá $\hat{p}$, su error estándar y el IC 95 % aproximado.

D · Casos

Caso 1. En una campaña se midió la PAS de 30 pacientes: $\bar{x}$ = 127,13 mmHg, s = 6,92, y se obtuvo un IC 95 % de [124,5 ; 129,7]. (a) Interpretá el intervalo en una frase correcta. (b) Un colega dice: "hay 95 % de probabilidad de que la media verdadera esté entre 124,5 y 129,7". ¿Es correcta esa frase? Explicá. (c) Otro dice: "el 95 % de los pacientes tiene la PAS entre 124,5 y 129,7". ¿Es correcta? (d) ¿Qué pasaría con el ancho si midiéramos 120 pacientes en vez de 30?

Caso 2. Un ensayo reporta que el 60 % de los pacientes respondió, con un IC 95 % de [43 % ; 77 %] (n = 30). (a) ¿Por qué el intervalo es tan ancho? (b) ¿Qué harías para obtener una estimación más precisa? (c) Si un tratamiento estándar cura al 50 %, ¿el intervalo permite afirmar con seguridad que el nuevo es mejor? (d) ¿Aproximadamente cuántos pacientes necesitarías para reducir el margen a la mitad?

Soluciones de este capítulo

Opción múltiple: 1-b · 2-b · 3-b · 4-b · 5-b · 6-b · 7-b · 8-b · 9-b · 10-b · 11-b · 12-b · 13-b · 14-b.

Verdadero o falso. B1 Falso: el desvío estándar describe la dispersión de los datos individuales; el error estándar ($s/\sqrt{n}$), la de la media entre muestras. B2 Falso: se refiere al método (el 95 % de los intervalos así construidos atrapan al parámetro), no a los pacientes. B3 Verdadero: como el SE lleva $\sqrt{n}$, cuadruplicar n lo divide por 2. B4 Verdadero: más confianza exige abarcar más, así que el intervalo se ensancha.

C1. SE = $20/\sqrt{100}$ = 20/10 = 2 mg/dL.

C2. 95 ± 1,96 × 2 = 95 ± 3,92 = [91,1 ; 98,9] mg/dL. Es plausible que la glucemia media poblacional esté en ese rango.

C3. SE = $\sqrt{[0{,}50 \times 0{,}50 / 90]}$ = $\sqrt{0{,}00278}$ = 0,053. IC = 0,50 ± 1,96 × 0,053 = 0,50 ± 0,103 = [0,40 ; 0,60], entre 40 % y 60 %.

C4. Al cuadruplicar n (90 → 360), el SE se reduce a la mitad ($\sqrt{4}$ = 2), y con él el margen: pasaría de ±0,103 a ±0,052, aproximadamente.

C5. SE = $6{,}92/\sqrt{30}$ = 1,26; margen = 2,045 × 1,26 = 2,58; IC = 127,13 ± 2,58 = [124,5 ; 129,7]. Correcto.

C6. No es significativa: el IC de la diferencia incluye el 0 (va de −2 a +8), así que no se puede descartar que la diferencia verdadera sea nula.

C7. El SE lleva $\sqrt{n}$ en el denominador; para pasar de 2 a 1 (mitad) hay que cuadruplicar n: de 100 a 400 pacientes.

C8. $\hat{p}$ = 30/50 = 0,60. SE = √[0,60 × 0,40 / 50] = √0,0048 = 0,069. IC = 0,60 ± 1,96 × 0,069 = 0,60 ± 0,136 = [0,46 ; 0,74], entre 46 % y 74 %.

Caso 1. (a) "Es plausible que la PAS media de la población esté entre 124,5 y 129,7 mmHg" (con 95 % de confianza en el método). (b) Es imprecisa: la media verdadera es fija (está o no está); el 95 % describe el método a la larga, no la probabilidad para este intervalo puntual. (c) Incorrecta: eso sería un intervalo de referencia (dispersión de los individuos), no un IC (que estima el parámetro). (d) Cuadruplicar n (30 → 120) reduciría el margen a la mitad (√4 = 2): el intervalo pasaría de ±2,58 a ±1,3 aproximadamente.

Caso 2. (a) Porque la muestra es chica (n = 30): el error estándar de la proporción es grande. (b) Aumentar el tamaño de muestra (y, si corresponde, reducir la variabilidad con mejor medición). (c) No con seguridad: el IC (43 %–77 %) incluye el 50 % del estándar, así que no permite afirmar que el nuevo sea mejor. (d) Para reducir el margen a la mitad hay que cuadruplicar n: unos 120 pacientes.

MÓDULO: INFERENCIA ESTADÍSTICA

Capítulo 7 · Prueba de hipótesis: decidir con incertidumbre

Con una muestra en la mano queremos afirmar algo sobre toda la población: ¿este fármaco baja la presión?, ¿estas dos formulaciones se disuelven igual? Nunca tendremos certeza absoluta, pero la **prueba de hipótesis** nos da un método honesto y transparente para decidir, poniendo un número al riesgo de equivocarnos. Es la herramienta más usada de toda la estadística aplicada... y también la más malinterpretada. Este capítulo busca que la uses bien y que entiendas de verdad qué dice —y qué no dice— un valor p.

¿QUÉ VAS A APRENDER?

- Plantear la hipótesis nula y la alternativa, y elegir una o dos colas.
- Entender el valor p, el nivel α, los errores tipo I y II, y la potencia.
- Aplicar las pruebas z y t para una media y para comparar dos medias (independientes y apareadas).
- Probar una proporción y comparar varianzas, y conectar la prueba con el intervalo de confianza.
- Distinguir significación estadística de importancia (tamaño del efecto), y resolver todo en Excel.

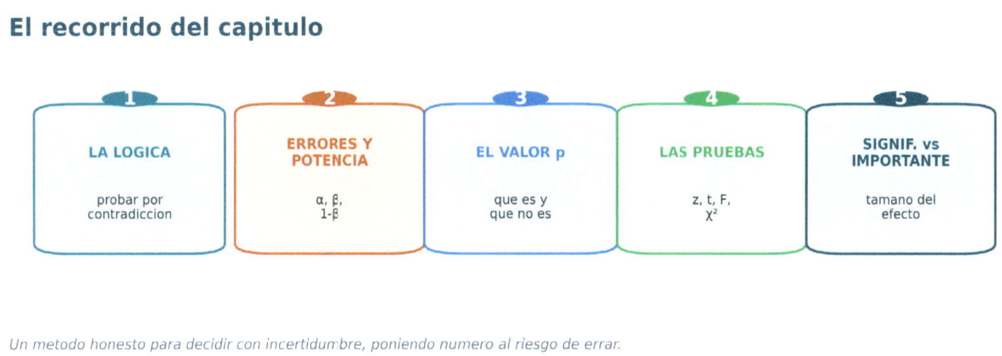

El recorrido del capitulo
1
LA LOGICA
probar por contradiccion
2
ERRORES Y POTENCIA
α, β, 1-β
3
EL VALOR p
que es y que no es
4
LAS PRUEBAS
z, t, F, χ²
5
SIGNIF. vs IMPORTANTE
tamano del efecto
Un metodo honesto para decidir con incertidumbre, poniendo numero al riesgo de errar.

Figura 7.1. El recorrido del capítulo.

7.1 · La lógica: probar por contradicción

La prueba de hipótesis razona como un **juicio penal**. El acusado se presume inocente (la hipótesis nula, **H_0**: "no hay efecto", "no hay diferencia"), y esa presunción se mantiene mientras la evidencia no la contradiga más allá de toda duda razonable. Solo si los datos resultan muy improbables bajo la inocencia nos animamos a "condenar", es decir, a rechazar H_0 en favor de la **hipótesis alternativa (H_1)**. Y, como en un juicio, no "probamos" la inocencia: a lo sumo, no logramos condenar. Por eso nunca se dice "se acepta H_0", sino "no se rechaza".

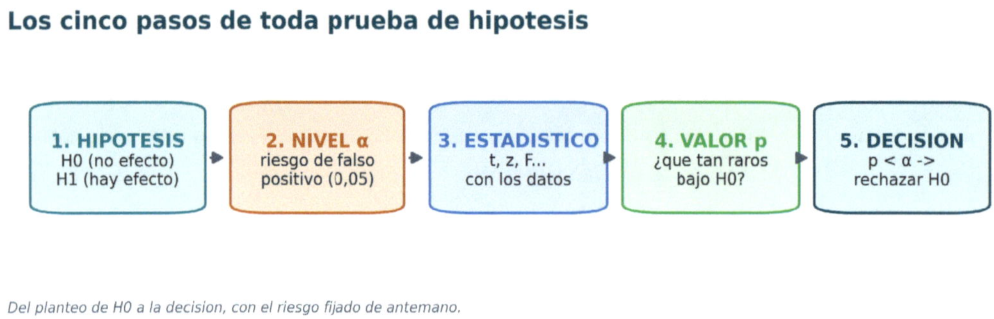
Los cinco pasos de toda prueba de hipotesis
1. HIPOTESIS
H0 (no efecto)
H1 (hay efecto)
2. NIVEL α
riesgo de falso
positivo (0,05)
3. ESTADISTICO
t, z, F...
con los datos
4. VALOR p
¿que tan raros
bajo H0?
5. DECISION
p < α ->
rechazar H0
Del planteo de H0 a la decision, con el riesgo fijado de antemano.

Figura 7.2. Los cinco pasos de toda prueba de hipótesis.

¿Por qué este rodeo por la negación? Porque es más fácil **refutar que confirmar** (Capítulo 1). Es difícil demostrar "el fármaco funciona" en general; es más manejable mostrar que "los datos serían muy raros si el fármaco NO funcionara", y de ahí concluir que probablemente sí funciona.

7.2 · Las hipótesis y las colas

La H_1 puede ser **bilateral** ("hay diferencia", en cualquier sentido; dos colas) o **unilateral** ("es mayor que", en un solo sentido; una cola). La bilateral es la opción prudente por defecto. La unilateral solo se justifica cuando, por el contexto y **antes de ver los datos**, la diferencia únicamente puede ir en una dirección.

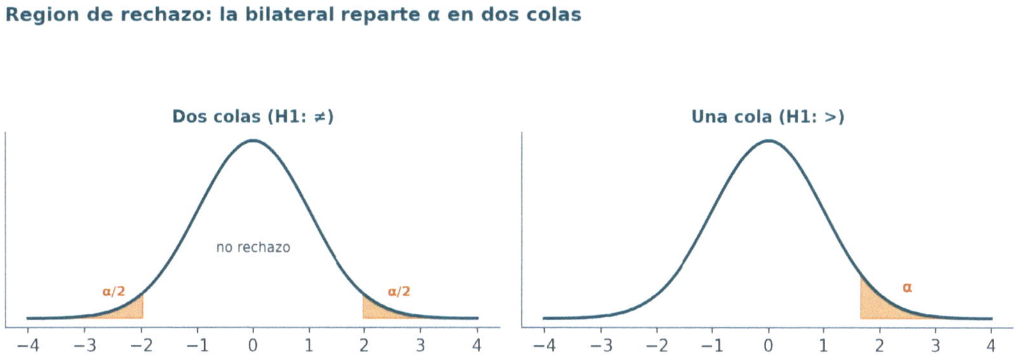

Figura 7.3. Región de rechazo en una prueba de una y de dos colas.

> **¡OJO! ERROR FRECUENTE · elegir la cola después de ver los datos**
>
> Decidir que la prueba es de una cola porque el resultado "salió" en esa dirección es hacer trampa: duplica encubiertamente el riesgo de falso positivo. La dirección de la hipótesis se fija antes de mirar los datos, nunca después.

7.3 · Los dos errores y la potencia

Al decidir podemos equivocarnos de dos maneras. El **error tipo I** es rechazar H_0 cuando en realidad es verdadera: un falso positivo (condenar a un inocente). Su probabilidad es **α**, que fijamos de antemano, casi siempre en 0,05. El **error tipo II** es no rechazar H_0 cuando es falsa: un falso negativo (absolver a un culpable). Su probabilidad es **β**. Y la **potencia (1 – β)** es la capacidad de detectar un efecto que realmente existe.

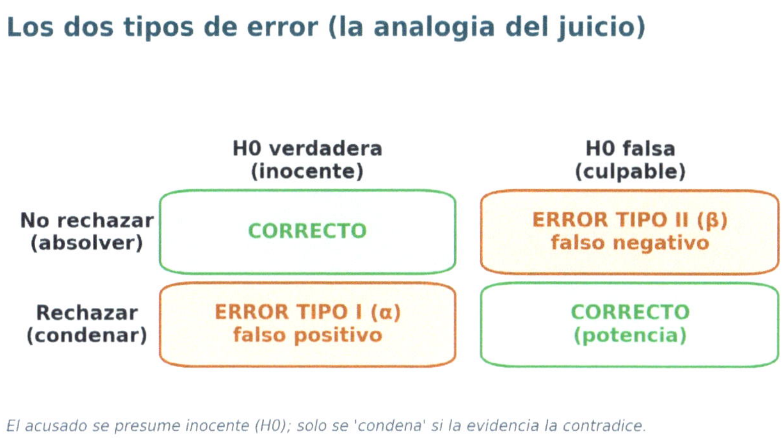

Figura 7.4. Los dos tipos de error, con la analogía del juicio.

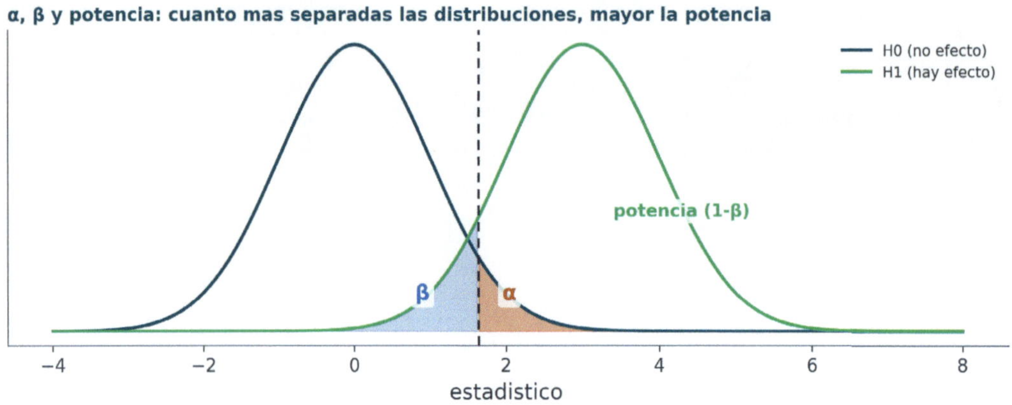

Figura 7.5. α, β y potencia: cuanto más separadas las distribuciones, mayor la potencia.

¿De qué depende la potencia? De cuatro cosas: del **tamaño real del efecto** (efectos grandes son fáciles de ver), del **tamaño de la muestra** (más n, más potencia), del nivel **α** elegido y de la **variabilidad** de los datos (menos ruido, más potencia). La que controlamos al planificar es el n: por eso, antes de un estudio, se calcula cuántos sujetos hacen falta para una potencia razonable (habitualmente 80 %).

> **IDEA CLAVE · α lo elegís vos; β depende del diseño**
>
> Bajar α (de 0,05 a 0,01) reduce los falsos positivos, pero —a igualdad de todo lo demás— aumenta los falsos negativos (baja la potencia). Es un balancín. Un resultado "no significativo" en un estudio pequeño puede deberse simplemente a falta de potencia, no a ausencia de efecto.

7.4 · El valor p: qué es y qué no es

El **valor p** es la probabilidad de obtener un resultado tan extremo como el observado (o más), **suponiendo que H_0 es cierta**. Si es muy pequeño, los datos son raros bajo H_0 y la ponemos en duda. La regla de decisión es simple: si **$p < \alpha$, se rechaza H_0**.

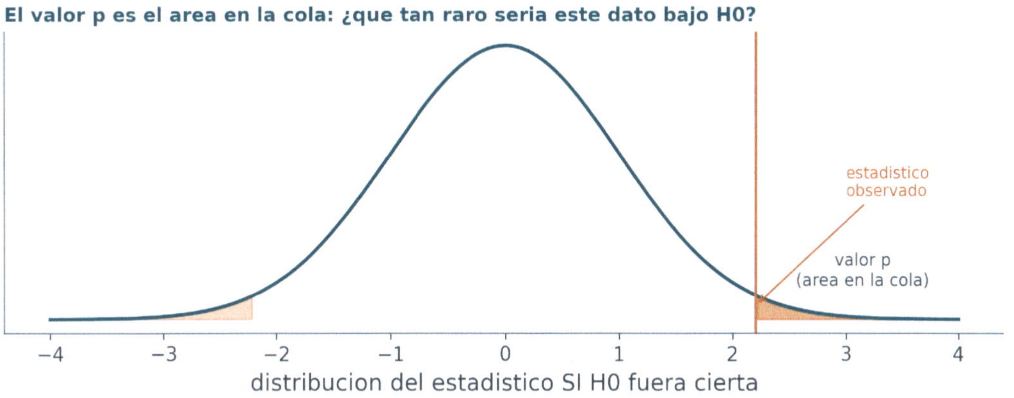

Figura 7.6. El valor p como área en la cola de la distribución de H_0.

¡OJO! ERROR FRECUENTE · qué NO es el valor p

- NO es la probabilidad de que H_0 sea verdadera (esa probabilidad no la da la prueba).
- NO es la probabilidad de haberse equivocado al rechazar.
- NO mide el tamaño ni la importancia del efecto: un p diminuto puede corresponder a un efecto trivial si la muestra es enorme.
- "No significativo" ($p \geq \alpha$) significa "no hay evidencia suficiente contra H_0", no "H_0 es verdadera". Ausencia de evidencia no es evidencia de ausencia.

PASO A PASO · ¿la PAS media difiere de 120 mmHg?

Datos del Capítulo 3: $n = 30$, $\bar{x} = 127{,}13$ mmHg, $s = 6{,}92$ mmHg.

H_0: $\mu = 120$ · H_1: $\mu \neq 120$ (dos colas). Nivel: $\alpha = 0{,}05$.

Estadístico: $t = (127{,}13 - 120) / (6{,}92/\sqrt{30}) = 7{,}13 / 1{,}264 = 5{,}64$ (gl = 29).

Valor p (dos colas) < 0,001; $|t| = 5{,}64$ supera el crítico $t = 2{,}045$. Como $p < \alpha$, se rechaza H_0.

Conclusión: la PAS media del grupo difiere significativamente de 120 mmHg (es mayor).

7.5 · Prueba para una media: z y t de Student

Para contrastar si la media de una población vale cierto valor de referencia: si conocemos el desvío poblacional σ (raro), usamos el **test z**; si no lo conocemos y lo estimamos con s (lo habitual), usamos el **test t de Student**. El estadístico mide, en unidades de error estándar, cuán lejos está nuestra media del valor de H_0: $\mathbf{t = (\bar{x} - \mu_0) / (s/\sqrt{n})}$.

7.6 · Comparar dos medias

Para comparar los promedios de dos grupos **independientes** (dos formulaciones) se usa el **test t para muestras independientes**. Cuando las mediciones están **apareadas** (el mismo paciente antes y después) se analiza la diferencia dentro de cada par con el **test t apareado**. El apareado es más potente porque elimina la variabilidad entre individuos: cada paciente es su propio control.

PASO A PASO · dos ejemplos

Independientes — disolución (%) de dos excipientes: A (84,4 %) vs B (79,5 %). t = 4,82, gl = 18, p < 0,001 → las disoluciones difieren.

Apareadas — PAS antes y después en 8 pacientes: la media de las diferencias es 7,6 mmHg. t = 18,16, gl = 7, p < 0,001 → el tratamiento redujo la presión.

EN LA FARMACIA

Comparar un parámetro "antes vs después" en los mismos pacientes casi siempre pide un test apareado. Analizarlo por error como dos grupos independientes desperdicia información y puede ocultar un efecto real, porque mezcla la variabilidad entre personas con el efecto del tratamiento.

7.7 · Prueba para una proporción

Cuando el resultado es un porcentaje (curados/no curados) se compara una proporción con un valor de referencia mediante un **test z para proporciones**.

PASO A PASO · ¿el 60 % observado difiere del 50 %?

De 30 pacientes, 18 quedaron controlados ($\hat{p}$ = 60 %). H_0: p = 0,50.

z = (0,60 − 0,50) / √(0,50 × 0,50 / 30) = 1,10; valor p = 0,273.

Como p = 0,273 > 0,05, no se rechaza H_0: con estos datos no hay evidencia de que difiera del 50 %. Ojo: esto no prueba que sea exactamente el 50 %; con más pacientes, el mismo 60 % podría volverse significativo.

7.8 · Comparar variabilidad: χ^2 y F

Para contrastar la varianza de una población con un valor de referencia se usa el **test χ^2**; para comparar las varianzas de dos poblaciones (por ejemplo, para verificar la igualdad de varianzas antes de un test t), se usa el **test F de Fisher**, que es el cociente de las dos varianzas muestrales. Un F cercano a 1 indica varianzas parecidas.

7.9 · Probar con un intervalo de confianza

Hay un puente elegante con el Capítulo 6: construir el **intervalo de confianza** del 95 % para el parámetro y ver si contiene el valor de H_0. Si el valor de H_0 queda fuera del intervalo, se rechaza H_0 (al mismo α). En el ejemplo de la media, el IC 95 % era [124,5 ; 129,7], que no contiene 120: coherente con haber rechazado H_0. Además, el intervalo dice algo que el valor p calla: la **magnitud plausible del efecto**.

7.10 · Significativo no es lo mismo que importante

Este es, quizá, el mensaje más importante del capítulo. La **significación estadística** (un p pequeño) responde "¿es difícil que esto sea azar?". La **importancia clínica** responde otra pregunta: "¿el efecto es lo bastante grande como para que a alguien le importe?". Con una muestra enorme, una diferencia ridícula —bajar la presión 0,3 mmHg— puede dar $p < 0{,}001$ y ser clínicamente irrelevante. Y al revés, un efecto importante puede quedar "no significativo" en un estudio pequeño por falta de potencia.

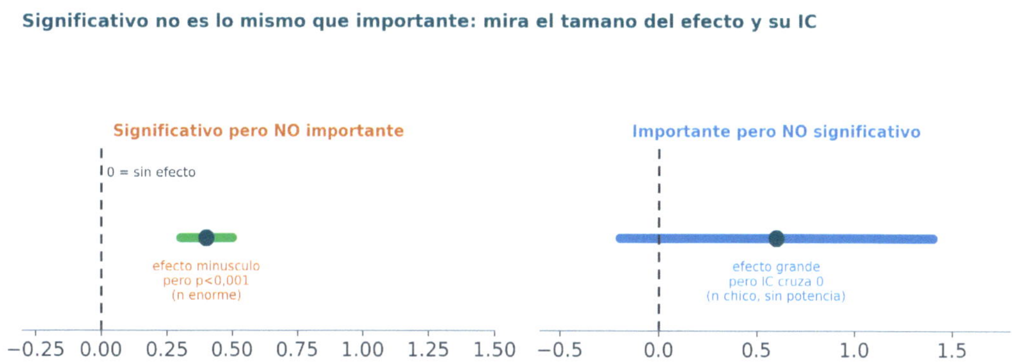

Figura 7.7. Significativo no es lo mismo que importante: mirá el tamaño del efecto y su IC.

Por eso, junto al valor p conviene informar el **tamaño del efecto** y su intervalo de confianza. Una medida habitual es la **d de Cohen**, que expresa la diferencia de medias en unidades de desvío: en nuestro ejemplo, $d = (127{,}13 - 120)/6{,}92 \approx 1{,}0$, un efecto grande. Un resultado bien comunicado no dice solo "fue significativo", sino "cuánto", "con qué precisión" y "qué tan importante".

7.11 · Elegir la prueba y resolver en Excel

Mapa para elegir la prueba

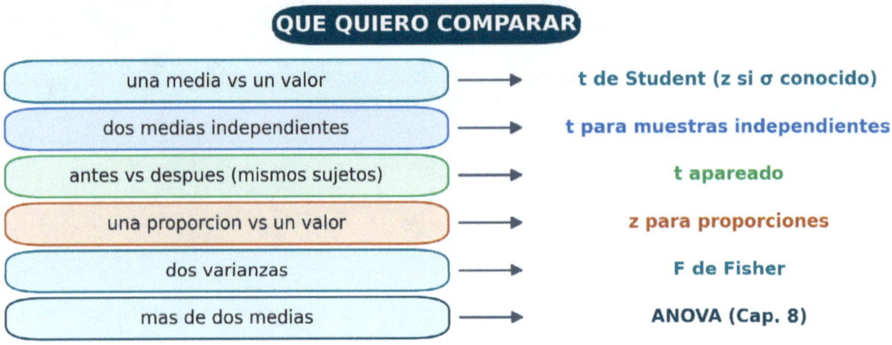
QUE QUIERO COMPARAR
una media vs un valor
t de Student (z si σ conocido)
dos medias independientes
t para muestras independientes
antes vs despues (mismos sujetos)
t apareado
una proporcion vs un valor
z para proporciones
dos varianzas
F de Fisher
mas de dos medias
ANOVA (Cap. 8)

Segun que se quiere comparar y el tipo de dato.

Figura 7.8. Mapa para elegir la prueba según lo que se quiere comparar.

EXCEL EN ACCIÓN

- **Dos grupos:** Datos → Análisis de datos → Prueba t para dos muestras (independientes o pareadas). Devuelve t, gl y el valor p (una y dos colas).
- **Una media:** PRUEBA.T o fórmulas con DISTR.T.CD.
- **Dos varianzas:** PRUEBA.F o Análisis de datos → Prueba F. Se rechaza H_0 si el p de dos colas < α.

¡OJO! · cuándo NO usar una prueba de hipótesis

No tiene sentido “testear” lo que ya se conoce, ni reemplazar el juicio clínico por un p. Y si el estudio está sesgado (Capítulo 1), ninguna prueba lo salva: la significación estadística de un dato sesgado es una precisión falsa sobre un valor equivocado.

PARA RECORDAR

- **Se parte de H_0** (“no hay efecto”) y solo se la rechaza si $p < \alpha$; nunca se “acepta” H_0.
- **Error tipo I (α):** falso positivo. Error tipo II (β): falso negativo. Potencia = $1 - \beta$.
- **El valor p** no es la probabilidad de que H_0 sea cierta, ni mide el tamaño del efecto.
- **Una media → t;** dos medias → t (independiente o apareado); proporciones → z; varianzas → F/χ^2; más de dos grupos → ANOVA.
- **Significativo ≠ importante:** informá también el tamaño del efecto y el intervalo de confianza.

Ponete a prueba

A · Opción múltiple

1. La hipótesis nula (H_0) suele afirmar que:

a) hay un efecto grande
b) no hay efecto ni diferencia
c) el investigador tiene razón
d) la muestra es grande

2. El error tipo I consiste en:

a) no rechazar H_0 siendo falsa
b) rechazar H_0 siendo verdadera
c) aumentar la muestra
d) cometer un sesgo

3. La potencia de una prueba es:

a) α
b) $1 - \alpha$
c) $1 - \beta$
d) β

4. Un valor $p = 0{,}03$ significa que:

a) la probabilidad de que H_0 sea verdadera es 3 %
b) si H_0 fuera cierta, un resultado tan extremo tendría 3 % de probabilidad
c) el efecto es grande
d) H_1 es verdadera con 97 %

5. Si $p > \alpha$:

a) se rechaza H_0
b) no se rechaza H_0
c) se demuestra H_0
d) hubo error tipo I

6. Para comparar la PAS antes y después en los mismos pacientes se usa:

a) t de dos muestras independientes
b) t apareado
c) test F
d) χ^2

7. Un resultado estadísticamente significativo:

a) siempre es clínicamente importante
b) puede ser trivial si la muestra es enorme
c) prueba causalidad

d) no necesita intervalo de confianza

8. La potencia aumenta si:

a) baja el tamaño de muestra
b) aumenta el tamaño del efecto
c) aumenta la variabilidad
d) baja n

9. "No rechazar H_0" significa:

a) que H_0 es verdadera
b) que no hay evidencia suficiente contra H_0
c) que H_1 es falsa
d) que el estudio fracasó

10. Una hipótesis alternativa bilateral (dos colas) afirma que:

a) es mayor
b) hay diferencia en cualquier sentido
c) es menor
d) no hay diferencia

11. La d de Cohen expresa:

a) el valor p
b) la diferencia de medias en unidades de desvío
c) el tamaño de muestra
d) la varianza

12. Elegir la cola después de ver los datos:

a) es correcto
b) infla el riesgo de falso positivo
c) mejora la potencia
d) no afecta

13. Para comparar más de dos medias se usa:

a) muchas t
b) el ANOVA
c) la χ^2
d) la correlación

14. "Ausencia de evidencia no es evidencia de ausencia" quiere decir que:

a) un p no significativo prueba H_0
b) un p no significativo no prueba que no haya efecto
c) el efecto es grande

d) α es alto

B · Verdadero o falso (justificá)

1. "No rechazar H_0" es lo mismo que probar que H_0 es verdadera.
2. El valor p es la probabilidad de que la hipótesis nula sea cierta.
3. Aumentar el tamaño de muestra, a igualdad de todo lo demás, aumenta la potencia.
4. Cuando las mediciones están apareadas, el test t apareado es más potente que el de muestras independientes.

C · Problemas

1. Una máquina debe llenar frascos con 100 mL. Una muestra de 25 frascos da media 98,5 mL y s = 3 mL. ¿La media difiere de 100 mL? (α = 0,05; crítico 2,064).
2. Interpretá, en una frase, un valor p = 0,20 al comparar dos analgésicos.
3. En un ensayo, α = 0,05 y la potencia es 0,80. ¿Cuánto vale β?
4. ¿Qué prueba usarías para comparar el colesterol medio de tres dietas distintas? ¿Por qué no repetir la t?
5. Un estudio con 50.000 pacientes halla que un fármaco baja la presión 0,4 mmHg más que el placebo, con p = 0,001. ¿Es significativo? ¿Es importante? Explicá la diferencia.
6. Calculá la d de Cohen para una diferencia con $\bar{x}$ = 127,13, μ_0 = 120 y s = 6,92, e interpretá su magnitud.
7. Un test da p = 0,04 con α = 0,05. ¿Qué decidís? ¿Y si el nivel elegido hubiera sido α = 0,01?
8. Para comparar la PAS antes y después en los mismos 20 pacientes, ¿qué prueba usarías y por qué es más potente que tratarlos como dos grupos?

D · Casos

Caso 1. Un laboratorio compara su analgésico con placebo y obtiene p = 0,08. Titula: "Nuestro estudio demuestra que el analgésico no funciona". Criticá esa conclusión: (a) ¿qué significa realmente p = 0,08? (b) ¿Qué papel pudo jugar el tamaño de la muestra (potencia)? (c) ¿Qué información daría un intervalo de confianza de la diferencia? (d) ¿Cómo debería haberse redactado la conclusión?

Caso 2. Una máquina llena frascos que deben tener 100 mL. Se toman 25 frascos: $\bar{x}$ = 98,5 mL, s = 3 mL. (a) Planteá H_0 y H_1. (b) Calculá el estadístico t (μ_0 = 100). (c) Con crítico 2,064 (gl = 24), ¿se rechaza H_0? (d) La diferencia es de 1,5 mL sobre 100: ¿esta significación es además importante en la práctica? Discutí.

Soluciones de este capítulo

Opción múltiple: 1-b · 2-b · 3-c · 4-b · 5-b · 6-b · 7-b · 8-b · 9-b · 10-b · 11-b · 12-b · 13-b · 14-b.

Verdadero o falso. B1 Falso: no rechazar H_0 es no tener evidencia suficiente en contra, no probar que sea verdadera. B2 Falso: el p es la probabilidad de los datos (o más extremos) suponiendo H_0 cierta, no la probabilidad de H_0. B3 Verdadero: más n reduce el error estándar y aumenta la potencia. B4 Verdadero: el apareado elimina la variabilidad entre individuos, así que detecta el efecto con menos ruido.

C1. $t = (98,5 - 100)/(3/\sqrt{25}) = -1,5/0,6 = -2,50$; gl = 24; crítico 2,064. Como $|-2,50| > 2,064$ ($p \approx 0,02 < 0,05$), se rechaza H_0: la media difiere de 100 mL.

C2. Con $p = 0,20$, si no hubiera diferencia real, un resultado así aparecería 1 de cada 5 veces: no hay evidencia suficiente para afirmar que difieren (y tampoco para afirmar que son iguales).

C3. $\beta = 1 - \text{potencia} = 1 - 0,80 = 0,20$.

C4. ANOVA. Repetir la t en varios pares infla el error tipo I (aumentan las chances de un falso positivo).

C5. Es estadísticamente significativo ($p = 0,001$), gracias al enorme n; pero clínicamente irrelevante: bajar 0,4 mmHg no cambia el pronóstico de nadie. Significación ≠ importancia.

C6. $d = (127,13 - 120)/6,92 = 7,13/6,92 \approx 1,03$. Un $d \approx 1,0$ es un efecto grande (la diferencia equivale a un desvío estándar).

C7. Con $\alpha = 0,05$, como $0,04 < 0,05$, se rechaza H_0. Con $\alpha = 0,01$, como $0,04 > 0,01$, NO se rechaza: la decisión depende del umbral fijado de antemano.

C8. El test t apareado: cada paciente es su propio control, así que se elimina la variabilidad entre personas (que unas tengan de base más presión que otras) y el efecto se mide con menos ruido, lo que da más potencia.

Caso 1. (a) $p = 0,08$ ($> 0,05$) solo indica evidencia insuficiente contra H_0, no que el fármaco "no funcione". (b) Con una muestra chica pudo faltar potencia para detectar un efecto real (falso negativo). (c) Un IC de la diferencia mostraría su magnitud y precisión, mucho más informativo que el veredicto binario. (d) Correcto sería: "no encontramos evidencia suficiente de efecto; el estudio pudo carecer de potencia", e informar el efecto observado con su IC.

Caso 2. (a) $H_0: \mu = 100$ mL; $H_1: \mu \neq 100$ mL. (b) $t = (98,5 - 100)/(3/\sqrt{25}) = -2,50$. (c) Como $|-2,50| > 2,064$, se rechaza H_0: la media difiere de 100 mL. (d) Depende del contexto: 1,5 mL sobre 100 (1,5 %) puede o no importar según las especificaciones del producto; la significación estadística no decide sola la relevancia práctica. Conviene mirar el tamaño del efecto y la tolerancia admitida.

MÓDULO: COMPARACIÓN DE GRUPOS

Capítulo 8 · Comparar varios grupos: análisis de la varianza (ANOVA)

El test t compara dos grupos. Pero muchas veces tenemos **tres o más**: tres formulaciones, cuatro dosis, varios laboratorios. La tentación es compararlos todos de a pares con muchas pruebas t, y es una tentación peligrosa. El **ANOVA** (del inglés *analysis of variance*) resuelve el problema comparándolos **todos a la vez**, con un solo test, mediante una idea tan simple como profunda: para saber si los grupos tienen medias distintas, hay que mirar la **varianza**. Suena paradójico, pero se entiende enseguida.

¿QUÉ VAS A APRENDER?

- Por qué no se deben repetir muchas pruebas t: la inflación del error tipo I, cuantificada.
- La idea del ANOVA: partir la variación total en "entre grupos" y "dentro de los grupos".
- Cómo se arma e interpreta la tabla ANOVA (SC, gl, MC, F) con un ejemplo trabajado paso a paso.
- Cómo verificar los supuestos con los residuales y qué hacer si no se cumplen.
- Qué son las comparaciones post-hoc (Tukey) y cuándo —y solo cuándo— se aplican.

El recorrido del capitulo

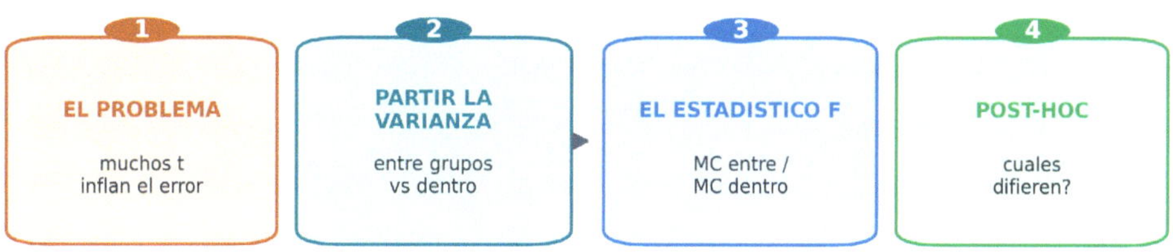
1
EL PROBLEMA
muchos t
inflan el error
2
PARTIR LA VARIANZA
entre grupos
vs dentro
3
EL ESTADISTICO F
MC entre /
MC dentro
4
POST-HOC
cuales
difieren?

De la trampa de muchos t a un unico test que reparte la varianza y localiza las diferencias.

Figura 8.1. El recorrido del capítulo: del problema de los muchos t a la localización de las diferencias.

EN EL LABORATORIO · nuestro caso conductor

Un laboratorio prueba **tres formulaciones** (A, B y C) de un mismo comprimido y mide el porcentaje de principio activo **disuelto** a los 30 minutos, con seis comprimidos por formulación. La pregunta regulatoria es directa: ¿las tres se disuelven igual, o alguna difiere? Con este caso construiremos toda la tabla ANOVA.

8.1 · El problema de comparar muchos grupos

Cada prueba t con $\alpha = 0{,}05$ acepta un **5 % de riesgo de un falso positivo** (declarar una diferencia que no existe). El problema es que ese riesgo **se acumula** al hacer muchas comparaciones. Con k comparaciones independientes, la probabilidad de *al menos un* falso positivo es $1 - (0{,}95)^k$. Los números asustan: con 3 comparaciones ya es 14 %, con 6 llega a 27 %, y con 10 supera el 40 %. Es la **inflación del error tipo I**: buscando en muchos lados, casi seguro encontramos "algo" aunque no haya nada.

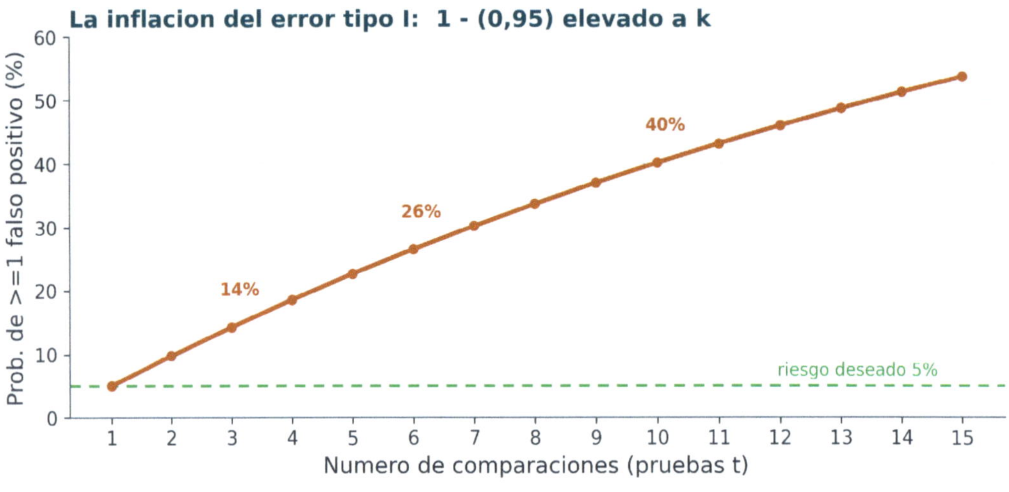

Cada t suma riesgo: con 10 comparaciones, el falso positivo es casi seguro (~40%).

Figura 8.2. Cuantas más comparaciones, mayor la probabilidad de al menos un falso positivo.

¡OJO! ERROR FRECUENTE · el "fishing" de comparaciones

Comparar todos los subgrupos posibles hasta que "algo dé significativo" es una forma encubierta de inflar el error. El ANOVA (y las correcciones post-hoc) existen justamente para evitar esa trampa: primero una prueba global, y solo después, si corresponde, las comparaciones puntuales.

8.2 · La idea del ANOVA: partir la varianza

El ANOVA **descompone** la variación total de todos los datos en dos partes que suman el total: la variación **entre** los grupos (cuánto difieren las medias de los grupos entre sí, que refleja el posible efecto) y la variación **dentro** de cada grupo (cuánto varían los individuos de un mismo grupo, que es el azar o "ruido"). En símbolos de sumas de cuadrados: **SC total = SC entre + SC dentro**.

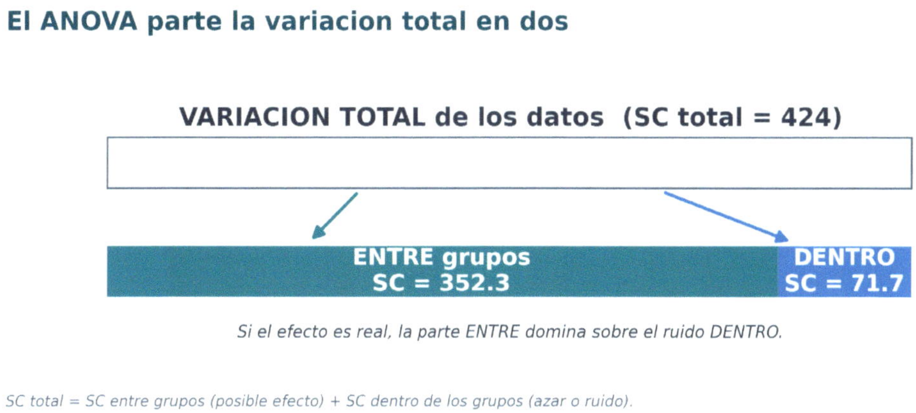

Figura 8.3. La variación total (SC total = 424) se reparte en "entre grupos" (352,3) y "dentro" (71,7).

La intuición es esta: si los grupos realmente difieren, la variación *entre* ellos será grande comparada con el ruido de *dentro*. Si todos son iguales, ambas variaciones serán parecidas. El ANOVA convierte esa comparación en un **cociente**, el estadístico F.

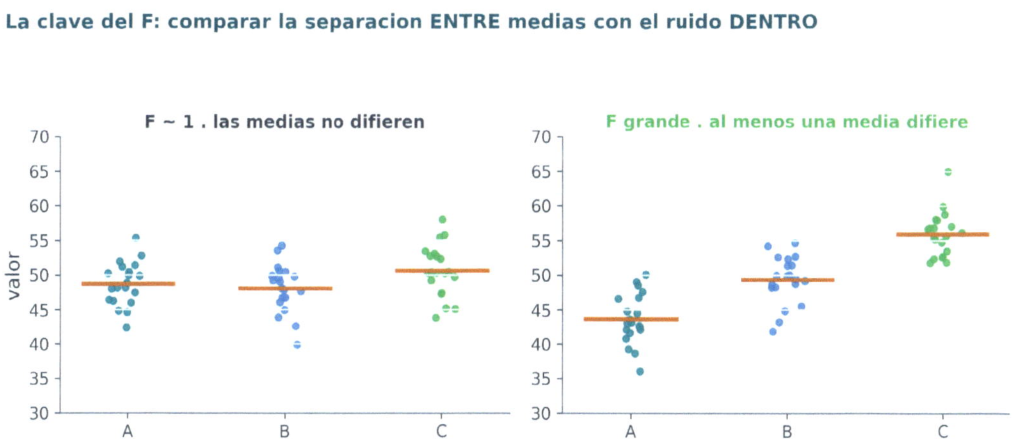

Figura 8.4. La clave del F: cuando las medias se separan más que el ruido interno, F crece.

8.3 · El estadístico F y la tabla ANOVA

El estadístico **F** es el cociente entre la variación media *entre* grupos y la variación media *dentro*: **F = MC entre / MC dentro**, donde cada "media cuadrática" (MC) es la suma de cuadrados dividida por sus grados de libertad. Un F grande (y un p pequeño) indica que al menos un grupo difiere de los demás. Veámoslo con la disolución (%) de las tres formulaciones:

Medias: **A = 84,83 %**, **B = 79,67 %**, **C = 90,50 %** (media general 85,00 %). Con seis datos por grupo, la tabla ANOVA queda así:

Fuente de variación	Suma de cuadrados	gl	Media cuadrática	F
Entre grupos (efecto)	352,3	2	176,17	36,87
Dentro de grupos (error)	71,7	15	4,78	—
Total	424,0	17		

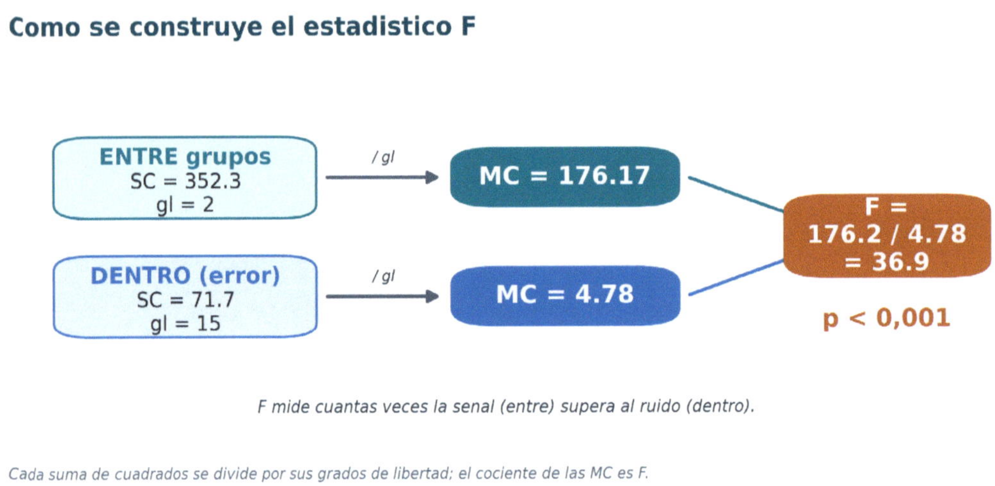

Figura 8.5. Cómo se construye F: cada SC se divide por sus gl y se comparan las dos medias cuadráticas.

> **PASO A PASO · leer la tabla**
>
> El F observado (36,87) es enorme: la variación entre las formulaciones es casi 37 veces mayor que el ruido dentro de ellas. El valor p asociado es < 0,001.
>
> **Conclusión:** se rechaza la igualdad de medias. Las tres formulaciones no se disuelven igual; al menos una difiere. El ANOVA dice que hay diferencia, pero todavía no *cuál*: para eso están las comparaciones post-hoc (§8.5).

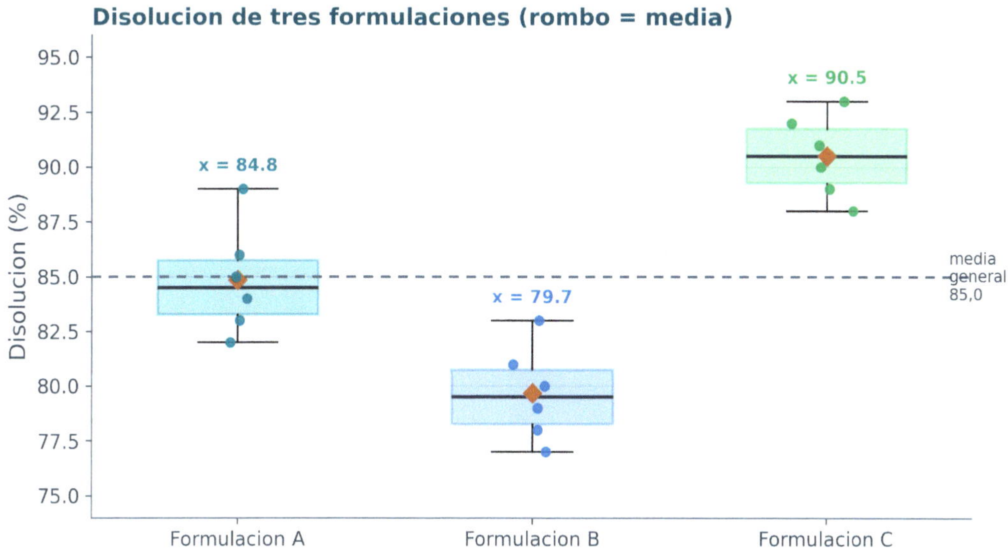

Figura 8.6. Diagramas de caja de las tres formulaciones: C es la más alta; B, la más baja.

8.4 · Supuestos y residuales

El ANOVA es válido si se cumplen tres supuestos: los datos de cada grupo son aproximadamente **normales**; las varianzas de los grupos son parecidas (**homogeneidad u homocedasticidad**); y las observaciones son **independientes**. Los dos primeros se revisan mirando los **residuales**: la diferencia de cada dato con la media de su grupo. Si los residuales se distribuyen de forma aproximadamente normal y con dispersión pareja entre grupos, el ANOVA es confiable. La independencia depende del diseño (no del análisis): la garantiza una buena toma de muestras.

> **¿QUÉ QUIERE DECIR "NORMAL" AQUÍ?**
>
> Cuidado con la palabra: en estadística "normal" no significa "habitual", "sano" ni "correcto". Alude a la **distribución normal o de Gauss** (la vimos en el Capítulo 5): esa curva con forma de **campana simétrica** en la que la mayoría de los datos se agrupan cerca de la media y los valores se vuelven cada vez más raros a medida que se alejan de ella, hacia ambos lados por igual.
>
> Que los datos de un grupo sean "aproximadamente normales" quiere decir, entonces, que al graficarlos (por ejemplo en un histograma) forman una campana razonablemente simétrica, **sin una cola mucho más larga que la otra** (asimetría marcada) ni valores extremos que la deformen. No hace falta que sea una campana perfecta: basta con que se le parezca.

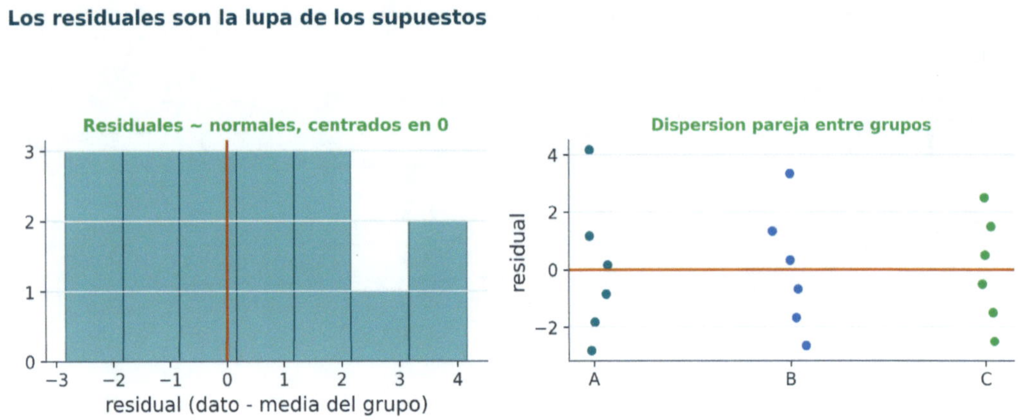

Figura 8.7. Los residuales son la lupa de los supuestos: normalidad y dispersión pareja entre grupos.

> **IDEA CLAVE · el ANOVA es bastante robusto**
> Con grupos de tamaño parecido, el ANOVA tolera desviaciones moderadas de la normalidad sin problema. El supuesto más sensible es la igualdad de varianzas, sobre todo si los grupos son muy desiguales en tamaño. Por eso conviene mirar siempre los boxplots antes de confiar en el resultado.

8.5 · Comparaciones a posteriori (post-hoc)

Cuando el ANOVA global es significativo, sabemos que *hay* alguna diferencia, pero no entre *cuáles* grupos. Las pruebas post-hoc (la más común es la de **Tukey**) comparan los grupos de a pares **corrigiendo la inflación del error**, de modo que el riesgo global de falso positivo siga siendo el 5 %. En nuestro ejemplo, los tres pares difieren: C está por encima de A y de B, y A supera a B.

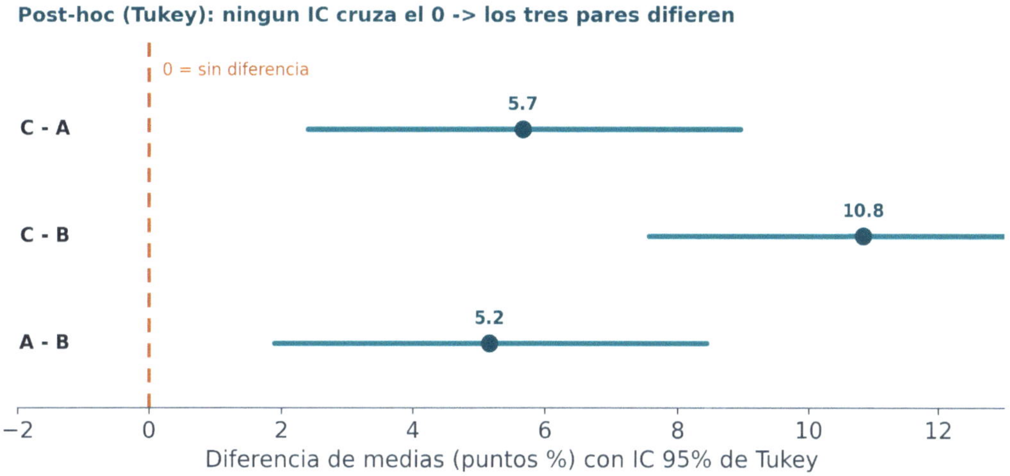

Figura 8.8. Comparaciones de Tukey: ningún intervalo de confianza al 95 % cruza el 0, así que los tres pares difieren.

> **¡OJO! ERROR FRECUENTE · post-hoc sin ANOVA significativo**
>
> Las comparaciones post-hoc solo se hacen si el ANOVA global fue significativo. Si el ANOVA no rechaza la igualdad, salir a buscar diferencias de a pares es, otra vez, inflar el error. Y nunca reemplaces el ANOVA por muchas t sueltas sin corregir.

8.6 · Cuando no se cumplen los supuestos

Si los datos se apartan mucho de la normalidad o las varianzas son muy distintas, hay dos caminos. Uno es **transformar** la variable (por ejemplo, con logaritmos, que suele estabilizar la varianza de datos sesgados). El otro es usar la alternativa **no paramétrica**, la prueba de **Kruskal-Wallis**, que compara los grupos por rangos en vez de por medias (Capítulo 10). Forzar un ANOVA sobre datos que violan groseramente sus supuestos produce valores p poco confiables.

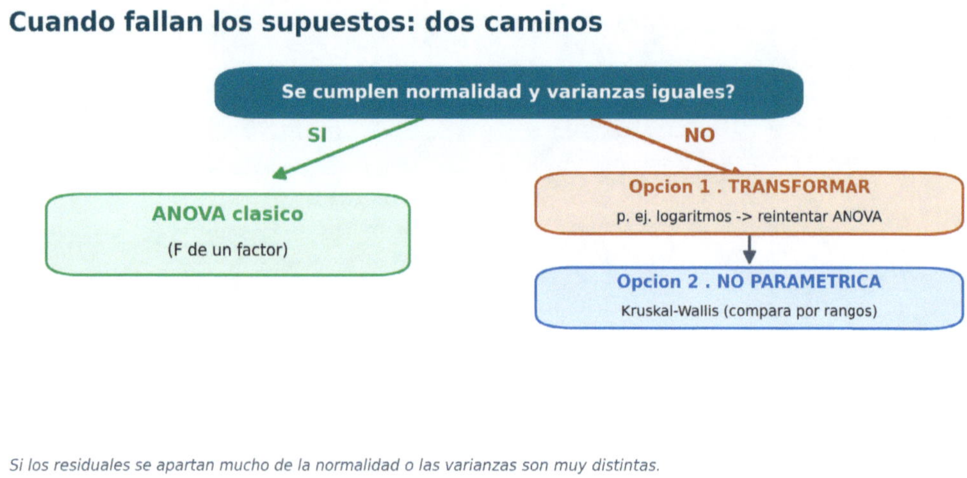

Figura 8.9. Cuando fallan los supuestos: transformar la variable o pasar a Kruskal-Wallis.

UN POCO DE HISTORIA · Fisher, el té y la palabra "varianza"

El ANOVA lo desarrolló **Ronald A. Fisher** en los años 1920, trabajando en la estación agrícola de Rothamsted (Inglaterra) para comparar rendimientos de cultivos bajo distintos tratamientos y fertilizantes. Fisher acuñó el término *varianza* y creó la distribución que hoy lleva su inicial: la **F** es por Fisher. De aquellos ensayos de campo —parcelas, semillas y abonos — nació una de las herramientas más usadas de toda la ciencia experimental.

EXCEL EN ACCIÓN · ANOVA de un factor

- Datos → Análisis de datos → **Análisis de varianza de un factor**. Seleccioná el rango con los tres grupos en columnas.
- Excel devuelve exactamente la tabla de §8.3 (columnas Suma de cuadrados, Grados de libertad, Promedio de los cuadrados, F y "Probabilidad").
- Se rechaza la igualdad de medias si esa **"Probabilidad"** es menor que α (0,05).

Excel en acción · Análisis de varianza de un factor (esquema)

Datos > Análisis de datos > Análisis de varianza de un factor

Origen	SC	gl	MC (Promedio)	F	Probabilidad
Entre grupos	352.3	2	176.17	36.87	**<0,001**
Dentro de grupos	71.7	15	4.78		
Total	424.0	17			

Se rechaza la igualdad de medias si <Probabilidad> < alfa (0,05).

Datos → Análisis de datos → Análisis de varianza de un factor. Excel devuelve la tabla ANOVA.

Figura 8.10. Excel en acción: la salida de "Análisis de varianza de un factor" (esquema de la interfaz).

PARA RECORDAR

- **Muchos t inflan el error tipo I;** el ANOVA compara todos los grupos con un solo test.
- **Idea clave:** SC total = SC entre + SC dentro; F = MC entre / MC dentro.
- **F grande y p chico** → al menos un grupo difiere (pero no cuál).
- **Post-hoc (Tukey)** solo si el ANOVA es significativo; corrige la inflación del error.
- **Supuestos:** normalidad, varianzas iguales, independencia; si fallan → transformar o Kruskal-Wallis.

Ponete a prueba

A · Opción múltiple

1. Para comparar las medias de 4 grupos a la vez conviene:

a) 4 pruebas t
b) un ANOVA
c) un test z
d) una correlación

2. El ANOVA compara:

a) la variación entre grupos con la de dentro
b) dos proporciones
c) dos varianzas solamente
d) medianas

3. Con 6 comparaciones a $\alpha = 0{,}05$, la probabilidad de al menos un falso positivo es cercana a:

a) 5 %
b) 14 %
c) 27 %
d) 50 %

4. El estadístico F es el cociente entre:

a) dos medias
b) la media cuadrática entre y la de dentro
c) dos proporciones
d) SC total y gl

5. Si el ANOVA da p < 0,05, concluimos que:

a) todos los grupos difieren entre sí
b) al menos un grupo difiere de los demás
c) no hay diferencia
d) la muestra es chica

6. Para saber QUÉ grupos difieren se usan:

a) más ANOVAs
b) comparaciones post-hoc (Tukey)
c) un histograma
d) la moda

7. Un supuesto del ANOVA es:

a) que las varianzas sean muy distintas
b) la homogeneidad de varianzas
c) que n sea 2
d) que no haya grupos

8. Si los supuestos fallan gravemente, una alternativa es:

a) ignorarlos
b) la prueba de Kruskal-Wallis
c) hacer más t
d) subir α

9. La suma de cuadrados "dentro de los grupos" representa:

a) el efecto de los tratamientos
b) el ruido o azar interno de cada grupo
c) la media general
d) los grados de libertad

10. Si el F de un ANOVA es cercano a 1, lo más probable es que:

a) las medias difieran mucho
b) las medias no difieran
c) haya un error de cálculo
d) la muestra sea enorme

11. Los grados de libertad “entre grupos” con k grupos son:

a) k
b) k – 1
c) N – k
d) N – 1

12. Las medias cuadráticas (MC) se obtienen:

a) sumando las SC
b) dividiendo cada SC por sus gl
c) multiplicando SC por gl
d) restando SC

13. La corrección de Tukey sirve para:

a) aumentar el F
b) mantener el error global en 5 % al comparar de a pares
c) reemplazar el ANOVA
d) calcular la media

14. Los residuales de un ANOVA se calculan como:

a) dato – media general
b) dato – media de su grupo
c) media de grupo – media general
d) dato al cuadrado

B · Verdadero o falso (justificá)

1. Un ANOVA significativo indica que todos los grupos difieren entre sí.
2. La suma de cuadrados total es igual a la suma de la SC entre más la SC dentro.
3. Las comparaciones post-hoc deben hacerse siempre, aunque el ANOVA no sea significativo.
4. Un valor de F cercano a 1 sugiere que las medias de los grupos son parecidas.

C · Problemas

1. Explicá por qué comparar 5 grupos con pruebas t de a pares (10 comparaciones) es problemático, y estimá el riesgo de falso positivo.
2. En una tabla ANOVA, SC entre = 300 (gl = 2) y SC dentro = 150 (gl = 12). Calculá las medias cuadráticas y el F.

3. Un ANOVA de tres dietas da p = 0,60. ¿Qué concluís y qué NO deberías hacer a continuación?
4. El F de un ANOVA es cercano a 1. ¿Qué sugiere sobre las medias de los grupos?
5. En un estudio con 4 grupos y 40 sujetos en total, indicá los grados de libertad entre grupos, dentro y totales.
6. Con la tabla del capítulo (SC entre 352,3 y SC dentro 71,7; gl 2 y 15), recalculá el F y verificá que da 36,9.
7. Un ANOVA global es significativo (p = 0,004). Un colega hace las 3 pruebas t de a pares sin ninguna corrección. ¿Qué problema tiene su procedimiento?
8. Los residuales de un ANOVA muestran mucha más dispersión en un grupo que en los otros. ¿Qué supuesto está en riesgo y qué harías?

D · Casos

Caso 1. Un control de calidad mide la disolución (%) de tres lotes de un comprimido: Lote 1 (media 92, n = 8), Lote 2 (media 91, n = 8), Lote 3 (media 78, n = 8). El ANOVA da F = 25,4 con p < 0,001. (a) ¿Qué concluís del test global? (b) ¿Podés afirmar ya que el Lote 1 difiere del Lote 2? ¿Qué necesitás para decidirlo? (c) ¿Qué mirarías para confirmar que el ANOVA es aplicable? (d) Si el Lote 3 tuviera una varianza muchísimo mayor que los otros dos, ¿qué harías?

Caso 2. Un investigador compara el tiempo de acción de cuatro analgésicos y, en vez de un ANOVA, realiza las seis pruebas t posibles a $\alpha = 0{,}05$; encuentra "una diferencia significativa" entre dos de ellos y titula su trabajo con ese hallazgo. Analizá el procedimiento: ¿cuál es la probabilidad aproximada de al menos un falso positivo con seis comparaciones?, ¿por qué el hallazgo es poco confiable?, ¿cómo debería haber analizado los datos?

Soluciones de este capítulo

Opción múltiple: 1-b · 2-a · 3-c · 4-b · 5-b · 6-b · 7-b · 8-b · 9-b · 10-b · 11-b · 12-b · 13-b · 14-b.

Verdadero o falso. B1 Falso: indica que al menos un grupo difiere, no necesariamente todos; para saber cuáles, se usa post-hoc. B2 Verdadero: es la partición fundamental del ANOVA (SC total = SC entre + SC dentro). B3 Falso: el post-hoc solo se hace si el ANOVA global fue significativo; si no, es inflar el error. B4 Verdadero: F ≈ 1 significa que la variación entre grupos es similar al ruido interno, señal de medias parecidas.

C1. Con 10 comparaciones, la probabilidad de al menos un falso positivo es $1 - 0{,}95^{10} \approx 0{,}40$ (40 %). El ANOVA lo evita con un único test global.

C2. MC entre = 300/2 = 150; MC dentro = 150/12 = 12,5; F = 150/12,5 = 12,0.

C3. No hay evidencia de diferencia entre las dietas. NO se deben hacer comparaciones post-hoc (solo se hacen si el ANOVA es significativo).

C4. Un F cercano a 1 significa que la variación entre grupos es similar al ruido de dentro: sugiere que las medias de los grupos no difieren.

C5. gl entre = k − 1 = 3; gl dentro = N − k = 40 − 4 = 36; gl total = N − 1 = 39. (Se verifica: 3 + 36 = 39.)

C6. MC entre = 352,3/2 = 176,17; MC dentro = 71,7/15 = 4,78; F = 176,17/4,78 = 36,9. Coincide con la tabla.

C7. Aunque el ANOVA sea significativo, hacer las t de a pares sin corregir vuelve a inflar el error tipo I; corresponde una corrección post-hoc (Tukey) que mantenga el riesgo global en 5 %.

C8. Está en riesgo el supuesto de homogeneidad de varianzas (homocedasticidad). Opciones: transformar la variable (p. ej. logaritmos) y reintentar, o usar Kruskal-Wallis; también revisar si ese grupo tiene un atípico o un problema de medición.

Caso 1. (a) El test global es significativo ($p < 0{,}001$): al menos un lote difiere de los demás. (b) Todavía no: el ANOVA no dice qué pares difieren; hacen falta comparaciones post-hoc (Tukey). Por las medias, es esperable que el Lote 3 (78) difiera de los otros dos, y que 1 y 2 (92 y 91) sean muy parecidos. (c) Los residuales: normalidad aproximada y varianzas parecidas, más los boxplots. (d) Si el Lote 3 tuviera varianza muchísimo mayor, se viola la homocedasticidad: transformar los datos o usar Kruskal-Wallis.

Caso 2. Con seis comparaciones, la probabilidad de al menos un falso positivo es $1 - 0{,}95^6 \approx 0{,}27$ (27 %): más de una en cuatro de encontrar "algo" por azar. El hallazgo es poco confiable porque el error global quedó muy por encima del 5 % nominal. Debería haber hecho un único ANOVA de un factor y, solo si resultaba significativo, comparaciones post-hoc de Tukey.

MÓDULO: RELACIÓN ENTRE VARIABLES

Capítulo 9 · Relación entre variables: regresión y correlación

¿A más dosis, más efecto? ¿La absorbancia crece con la concentración? Cuando dos variables cuantitativas se mueven juntas, dos herramientas complementarias entran en juego: la **correlación** mide cuán fuerte y en qué sentido se relacionan, y la **regresión** traza la recta que las conecta y permite **predecir** una a partir de la otra. Son la base de las curvas de calibración del laboratorio, de los modelos dosis-respuesta y de buena parte de la investigación clínica.

> **¿QUÉ VAS A APRENDER?**
>
> - Qué mide el coeficiente de correlación r, cómo se interpreta y qué es R^2.
> - Por qué la correlación no implica causalidad.
> - Cómo se ajusta una recta por mínimos cuadrados y qué significan la pendiente y la ordenada.
> - Cómo predecir con la recta, y por qué interpolar es seguro y extrapolar, peligroso.
> - Qué hacer cuando la relación no es una recta, y por qué los residuos son la brújula del ajuste.

Del vínculo entre dos variables a la predicción

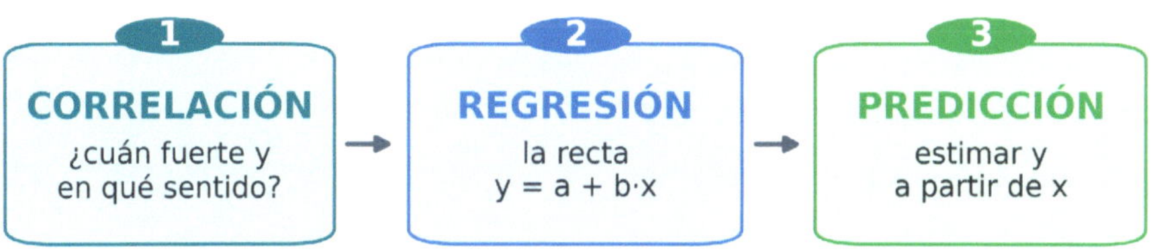

Correlación mide la relación; regresión traza la recta y permite predecir.

Figura 9.1. El recorrido del capítulo: de la correlación a la predicción.

EN EL LABORATORIO · nuestro caso conductor

Preparamos cinco patrones de un principio activo de concentración conocida (2, 4, 6, 8 y 10 µg/mL) y medimos su absorbancia en el espectrofotómetro: 0,228 · 0,372 · 0,640 · 0,775 · 1,010. Con estos cinco puntos construiremos una **curva de calibración** que después servirá para averiguar la concentración de muestras desconocidas.

9.1 · La correlación

El coeficiente de correlación de Pearson, **r**, resume en un solo número (entre −1 y +1) la fuerza y el sentido de la relación **lineal** entre dos variables. Conceptualmente, es la **covarianza estandarizada**: se calcula la covarianza (que mide si las variables varían juntas) y se la divide por el producto de los dos desvíos, para quitarle las unidades. Cerca de +1, ambas crecen juntas; cerca de −1, una crece cuando la otra baja; cerca de 0, no hay relación lineal.

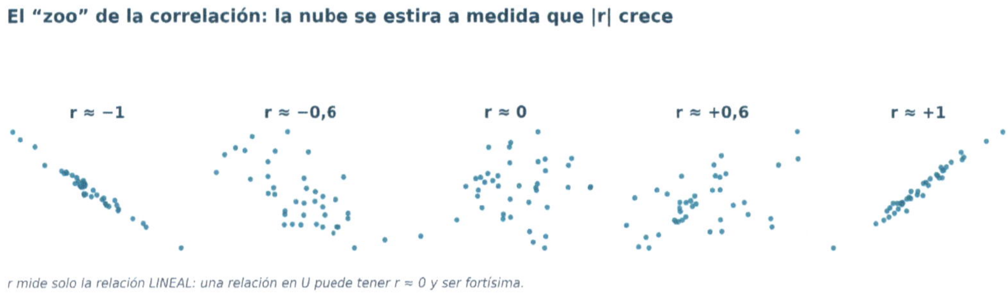

Figura 9.2. El "zoo" de la correlación: nubes de puntos con distintos valores de r.

Su cuadrado, el **coeficiente de determinación R^2**, tiene una interpretación muy útil: es la **proporción de la variación de una variable que queda explicada por la otra**. Un r = 0,9 implica R^2 = 0,81, es decir, el 81 % de la variación explicada. Tres advertencias: r solo capta relaciones **lineales** (una relación en forma de U puede tener r ≈ 0 y ser fortísima); es muy **sensible a los valores atípicos**; y un r alto no implica causa.

IDEA CLAVE · correlación no es causalidad

Un r alto indica asociación, no que una variable cause la otra. Puede haber una tercera variable que explique a ambas (confusión, Capítulo 1). La causalidad se decide con los criterios de Bradford Hill, no con el valor de r.

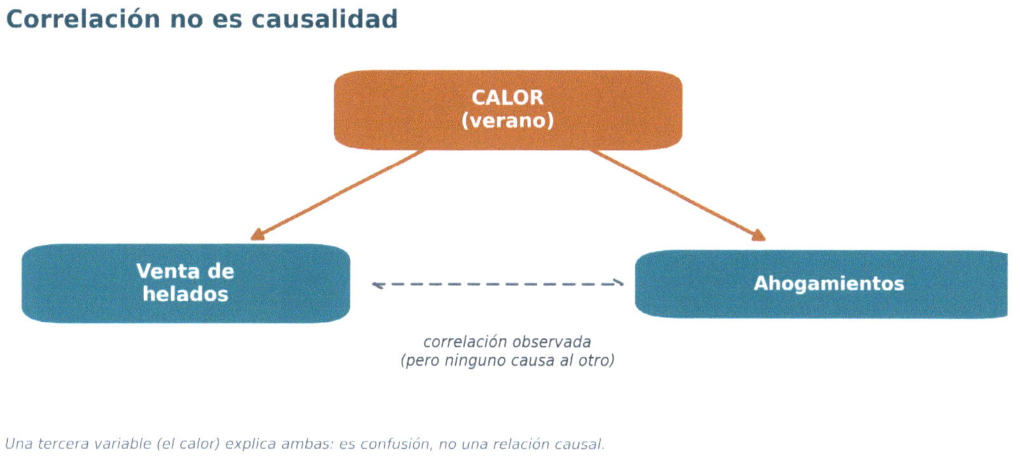

Figura 9.3. La correlación mide asociación, no causa: el calor explica ambas variables.

9.2 · De la correlación a la recta de regresión

La regresión va un paso más allá: encuentra la **recta** que mejor describe cómo cambia una variable (la respuesta, y) cuando cambia la otra (el predictor, x). Su ecuación es **y = a + b·x**, donde **a** es la ordenada al origen (el valor de y cuando x = 0) y **b** es la pendiente: cuánto cambia y por cada unidad que aumenta x. La pendiente es el corazón del modelo, porque cuantifica la relación.

> **LA PENDIENTE EN TRES REGISTROS**
>
> **En palabras:** la pendiente es cuánto sube (o baja) la respuesta por cada unidad que aumenta el predictor.
>
> **En símbolos:** $b = \Sigma(x_i - \bar{x})(y_i - \bar{y}) / \Sigma(x_i - \bar{x})^2$ y la ordenada $a = \bar{y} - b \cdot \bar{x}$.
>
> **Con datos simples (x = 1, 2, 3; y = 1, 3, 5):** b = 4/2 = 2 y a = −1, o sea y = −1 + 2·x.

9.3 · Mínimos cuadrados y los residuos

¿Cuál es la "mejor" recta, entre todas las posibles? La que hace mínima la suma de los **residuos** al cuadrado: los residuos son las distancias verticales entre cada punto observado y la recta. Por eso el método se llama de **mínimos cuadrados**.

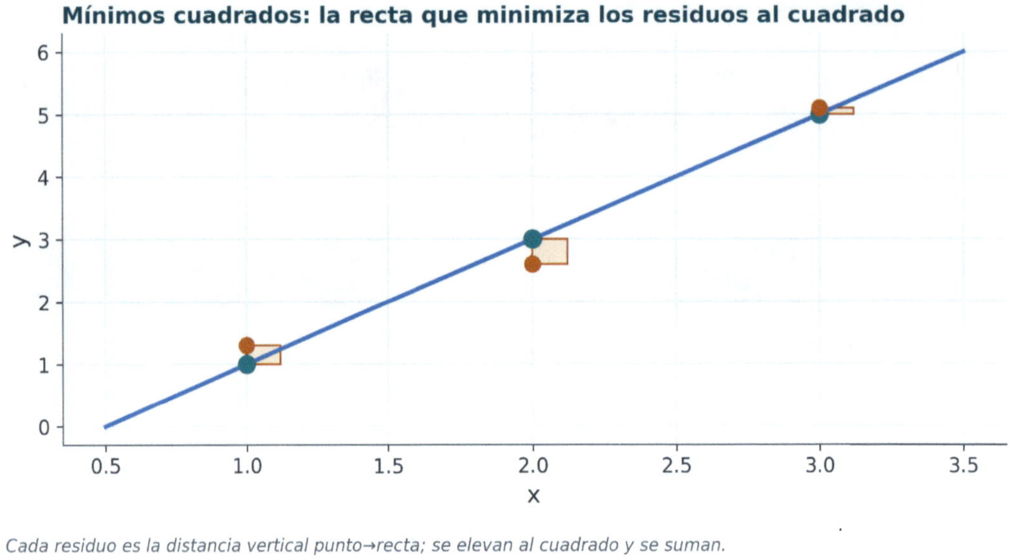

Figura 9.4. La recta de mínimos cuadrados minimiza la suma de los residuos al cuadrado.

PASO A PASO · la pendiente a mano (datos simples)

Tomemos x = 1, 2, 3 con y = 1, 3, 5. Medias: $\bar{x} = 2$, $\bar{y} = 3$.

Numerador $\Sigma(x-\bar{x})(y-\bar{y}) = (-1)(-2) + (0)(0) + (1)(2) = 2 + 0 + 2 = 4$.

Denominador $\Sigma(x-\bar{x})^2 = 1 + 0 + 1 = 2$. Pendiente b = 4/2 = 2. Ordenada a = 3 − 2×2 = −1.

Recta: y = −1 + 2·x. Se lee: por cada unidad de x, y sube 2.

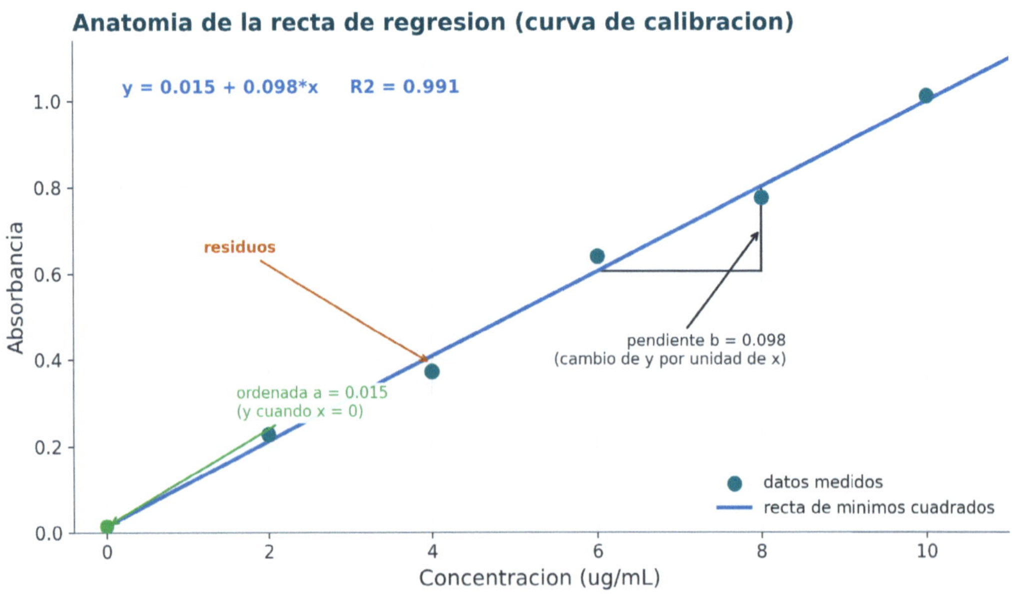

Figura 9.5. Anatomía de la recta de regresión: ordenada, pendiente y residuos, sobre la curva de calibración.

9.4 · Interpretar la pendiente, la ordenada y R^2

Ajustada por mínimos cuadrados, nuestra curva de calibración (concentración vs absorbancia) es **y = 0,015 + 0,098·x**. La pendiente (0,098) dice cuánto sube la absorbancia por cada µg/mL de concentración; la ordenada (0,015) es la lectura teórica a concentración cero (el "blanco"). El **R^2 = 0,991** indica que el 99,1 % de la variación de la absorbancia queda explicada por la concentración: un ajuste excelente, como corresponde a una calibración.

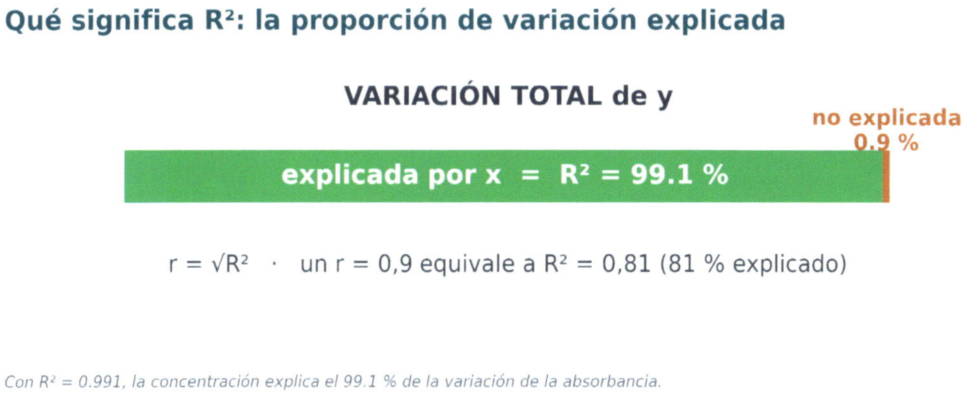

Figura 9.6. R^2 es la proporción de la variación de y que la recta explica.

> **UN POCO DE HISTORIA · Galton y la palabra "regresión"**
>
> El término lo acuñó Francis Galton en el siglo XIX al estudiar la estatura de padres e hijos. Notó que los hijos de padres muy altos tendían a ser altos, pero algo más bajos que sus padres —y los de padres muy bajos, algo más altos—: los valores "regresaban" hacia la media. A ese fenómeno lo llamó *regresión a la media*, y de ahí quedó el nombre de la técnica. Es, además, una trampa frecuente: si medís de nuevo a los pacientes con los valores más extremos, tenderán a acercarse al promedio por puro azar, aunque no hagas nada.

9.5 · Predicción, interpolación y extrapolación

Con la recta podemos **predecir**. Para hallar la absorbancia esperada a una concentración x, reemplazamos en la ecuación: a x = 5 µg/mL le corresponde y = 0,015 + 0,098 × 5 = 0,505. Y para el problema **inverso** —el típico del laboratorio—, dada una absorbancia medida despejamos la concentración: x = (y − a) / b. Si una muestra desconocida da absorbancia 0,700, su concentración es x = (0,700 − 0,015) / 0,098 = 6,99 ≈ 7 µg/mL.

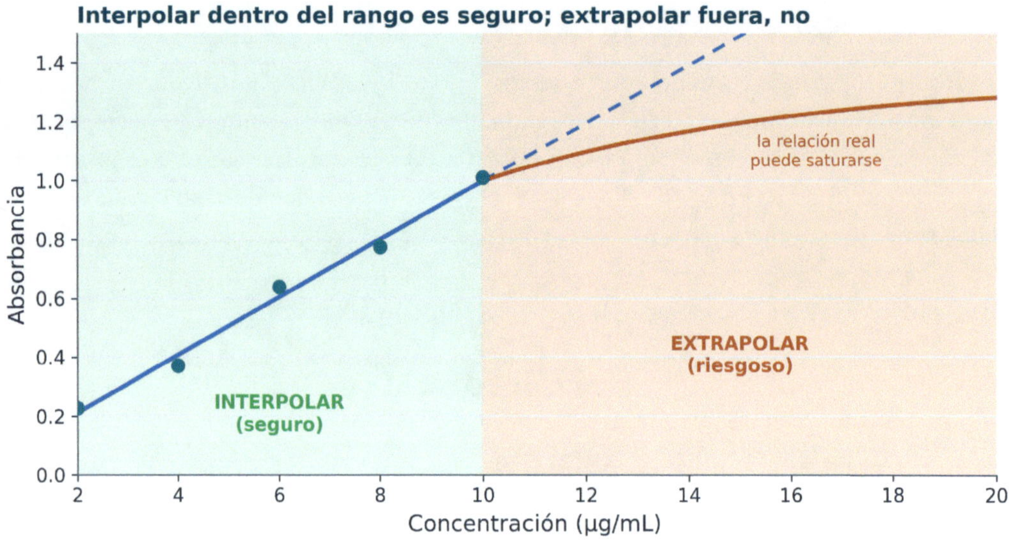

Figura 9.7. Predecir dentro del rango medido (interpolar) es seguro; fuera de él (extrapolar), riesgoso.

> **¡OJO! ERROR FRECUENTE · extrapolar**
>
> Una recta ajustada entre 2 y 10 µg/mL no garantiza nada en 20: la relación puede dejar de ser lineal (por saturación del detector, por ejemplo). Extrapolar es suponer que el patrón continúa donde nunca lo medimos. Predecí solo dentro del rango calibrado.

9.6 · Cuando la relación no es una recta

Muchas relaciones biológicas son **curvas**: dosis-respuesta sigmoideas, crecimiento exponencial, decaimientos. Dos estrategias. La primera es **transformar** los datos (por ejemplo, tomar logaritmos) para volver lineal la relación y aplicar la regresión clásica. La segunda es ajustar directamente una **regresión no lineal**.

Cuando la relación no es una recta: transformar para linealizar

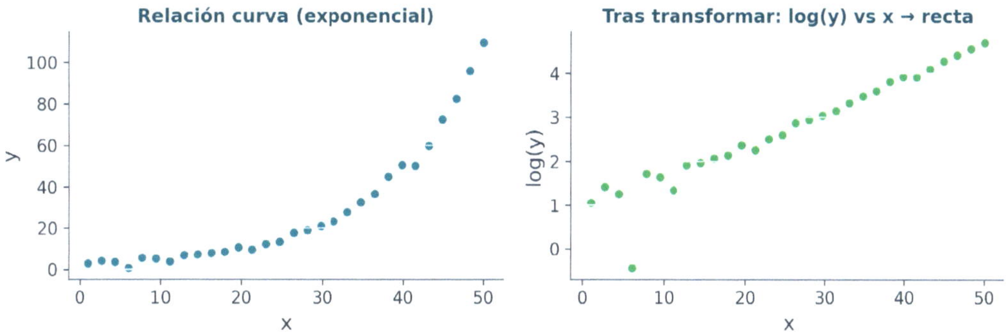

Figura 9.8. Una relación exponencial se vuelve recta al transformar la respuesta con logaritmos.

En ambos casos, el análisis de los **residuos** es la brújula: si al graficar los residuos contra x se ve un patrón (una curva, un embudo), la recta no es el modelo adecuado.

El gráfico de residuos es la brújula del ajuste

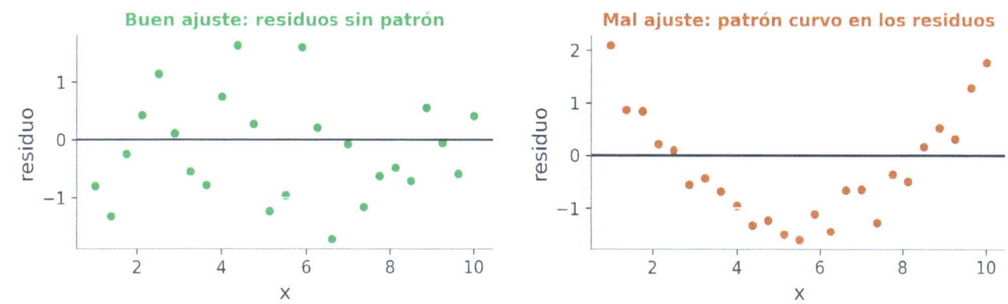

Figura 9.9. Residuos sin patrón: buen ajuste. Residuos con forma: el modelo lineal no alcanza.

EXCEL EN ACCIÓN · regresión en dos caminos

- Insertá un gráfico de dispersión, hacé clic derecho en un punto → Agregar línea de tendencia, y tildá “Presentar ecuación” y “Presentar R^2 en el gráfico”.
- Para más detalle: Datos → Análisis de datos → Regresión, que devuelve pendiente, ordenada, R^2, sus errores estándar y sus pruebas de hipótesis.

Excel en acción · línea de tendencia (esquema de la interfaz)

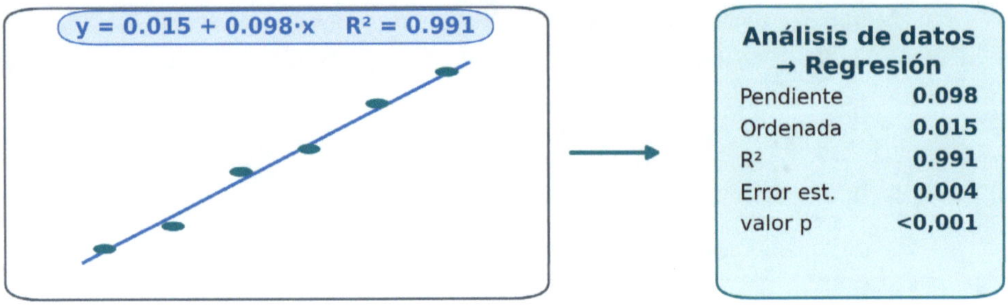

Dispersión → clic derecho en un punto → Agregar línea de tendencia → tildar ecuación y R^2.

Figura 9.10. Excel en acción: la línea de tendencia con su ecuación y R^2 (esquema de la interfaz).

PARA RECORDAR

- **r (−1 a +1)** mide fuerza y sentido de la relación lineal; R^2 = proporción de variación explicada.
- **Correlación ≠ causalidad;** r solo capta lo lineal y es sensible a los atípicos.
- **Regresión:** y = a + b·x por mínimos cuadrados (minimiza los residuos al cuadrado).
- **Pendiente b:** cambio de y por unidad de x. Interpolá dentro del rango; no extrapoles.
- **Si hay patrón en los residuos,** la recta no sirve: transformá o usá regresión no lineal.

Ponete a prueba

A · Opción múltiple

1. El coeficiente de correlación r puede valer:

a) de 0 a 100
b) de −1 a +1
c) de 0 a 1 solamente
d) cualquier número

2. Un r = −0,9 indica:

a) relación fuerte e inversa
b) relación débil
c) no hay relación
d) relación causal segura

3. Si r = 0,8, la proporción de variación explicada (R^2) es:

a) 0,8
b) 0,64
c) 0,9
d) 0,4

4. La recta de mínimos cuadrados minimiza:

a) la pendiente
b) la suma de los residuos al cuadrado
c) el R^2
d) la ordenada

5. La pendiente b de la recta representa:

a) el valor de y cuando $x = 0$
b) cuánto cambia y por cada unidad de x
c) la correlación
d) el error

6. Predecir fuera del rango de datos medidos (extrapolar):

a) es siempre válido
b) es riesgoso
c) mejora el R^2
d) reduce los residuos

7. Un $r \approx 0$ en una relación en forma de U indica que:

a) no hay ninguna relación
b) no hay relación LINEAL (pero puede haber otra)
c) los datos están mal
d) r no existe

8. Si al graficar los residuos aparece un patrón curvo:

a) el ajuste es perfecto
b) la recta no es el modelo adecuado
c) hay que subir el R^2
d) no importa

9. La ordenada al origen a es:

a) el valor de y cuando $x = 0$
b) la pendiente
c) la correlación
d) el residuo máximo

10. Un $R^2 = 0{,}49$ significa que la recta explica:

a) el 49 % de la variación
b) el 70 % de la variación
c) toda la variación
d) nada

11. La covarianza estandarizada (sin unidades) es:

a) la pendiente
b) el coeficiente de correlación r
c) el residuo
d) la ordenada

12. Para linealizar una relación exponencial conviene:

a) subir el R^2
b) transformar los datos (p. ej. logaritmos)
c) quitar puntos
d) extrapolar

13. Interpolar es predecir:

a) fuera del rango medido
b) dentro del rango medido
c) sin datos
d) solo la pendiente

14. La pendiente y la correlación de un mismo conjunto de datos:

a) tienen siempre el mismo signo
b) tienen siempre signo opuesto
c) no se relacionan
d) son iguales en valor

B · Verdadero o falso (justificá)

1. Un r de +1 y uno de −1 indican la misma fuerza de relación lineal.
2. El coeficiente de determinación R^2 puede ser negativo.
3. Un R^2 alto garantiza que una variable causa la otra.
4. Si r = 0, es imposible que exista cualquier tipo de relación entre las variables.

C · Problemas

1. Con x = 2, 4, 6 e y = 3, 7, 11, calculá la pendiente y la ordenada de la recta de mínimos cuadrados (usá $\bar{x}$ e $\bar{y}$).
2. Una recta de calibración es y = 0,02 + 0,10·x. ¿Qué absorbancia se predice para x = 3?
3. Con esa misma recta, si una muestra da absorbancia 0,52, ¿qué concentración le corresponde? (problema inverso).

4. Un estudio halla r = 0,85 entre horas de sol y ventas de helado. ¿Se puede afirmar que el sol causa las ventas? Justificá.
5. Si r = 0,6, calculá R^2 e interpretá qué proporción de la variación queda explicada.
6. Con la curva del capítulo (y = 0,015 + 0,098·x), predecí la absorbancia a 7 μg/mL y, a la inversa, la concentración de una muestra con absorbancia 0,90.
7. Una recta se ajustó con datos de x entre 1 y 10. ¿Es válido usarla para predecir en x = 25? Justificá con el concepto de extrapolación.
8. Al graficar los residuos de una regresión aparece una clara forma de U. ¿Qué concluís y qué harías?

D · Casos

Caso 1. Una técnica de laboratorio calibra un método con estos patrones — concentración (μg/mL): 2, 4, 6, 8, 10; absorbancia: 0,23, 0,37, 0,64, 0,78, 1,01. (a) ¿Qué variable es la respuesta y cuál el predictor? (b) Sabiendo que la recta es y = 0,015 + 0,098·x con R^2 = 0,991, ¿el ajuste es bueno? (c) Una muestra da absorbancia 0,55: estimá su concentración. (d) ¿Por qué no usarías esta recta para una muestra con absorbancia 2,0?

Caso 2. Un trabajo informa r = 0,70 entre la dosis de un antihipertensivo y la reducción de la presión, y concluye: "la dosis causa la reducción y, a más dosis, siempre más efecto". Analizá la afirmación con lo aprendido: ¿qué proporción de la variación explica la dosis (R^2)?, ¿es lícito el "siempre más efecto" fuera del rango estudiado?, ¿qué información pedirías (diseño, linealidad, residuos) antes de aceptar la conclusión?

Soluciones de este capítulo

Opción múltiple: 1-b · 2-a · 3-b · 4-b · 5-b · 6-b · 7-b · 8-b · 9-a · 10-a · 11-b · 12-b · 13-b · 14-a.

Verdadero o falso. B1 Verdadero: la fuerza la da |r|; +1 y −1 son igual de fuertes, solo cambia el sentido. B2 Falso: R^2 está entre 0 y 1 (es un cuadrado). B3 Falso: R^2 alto es buen ajuste, no prueba de causa. B4 Falso: r = 0 descarta relación lineal, pero puede haber una no lineal (una U).

C1. $\bar{x}$ = 4, $\bar{y}$ = 7. Numerador = (−2)(−4)+(0)(0)+(2)(4) = 16; denominador = 4+0+4 = 8; b = 16/8 = 2. a = 7 − 2×4 = −1. Recta: y = −1 + 2·x.

C2. y = 0,02 + 0,10×3 = 0,32.

C3. 0,52 = 0,02 + 0,10·x → x = (0,52 − 0,02)/0,10 = 5 unidades.

C4. No: r alto indica asociación, pero ambas suben con la temperatura/estación (confusión). La correlación no prueba causa.

C5. $R^2 = 0{,}6^2 = 0{,}36$: la recta explica el 36 % de la variación; el 64 % restante queda sin explicar.

C6. Directo: y = 0,015 + 0,098×7 = 0,701. Inverso: x = (0,90 − 0,015)/0,098 = 9,03 ≈ 9 μg/mL.

C7. No: 25 está muy fuera del rango 1–10, sería extrapolar. La relación podría dejar de ser lineal allí; solo se debe interpolar.

C8. Un patrón en los residuos indica que la recta no capta bien la relación (probablemente es curva). Habría que transformar los datos o ajustar una regresión no lineal.

Caso 1. (a) Respuesta = absorbancia (y); predictor = concentración (x). (b) Sí: $R^2 = 0{,}991$, el 99,1 % de la variación explicada. (c) $x = (0{,}55 - 0{,}015)/0{,}098 = 5{,}46 \approx 5{,}5$ µg/mL. (d) Absorbancia 2,0 está muy por encima del rango calibrado (máx. ~1,0): extrapolar, con riesgo de saturación del detector; habría que preparar patrones más altos o diluir la muestra.

Caso 2. $R^2 = 0{,}70^2 = 0{,}49$: la dosis explica solo el 49 % de la variación, así que hay mucho más en juego. El "siempre más efecto" es una extrapolación indebida si se sale del rango de dosis estudiado (puede haber techo o toxicidad). Antes de aceptar la causa pediría: el diseño (¿experimental, con asignación de dosis?), si la relación es realmente lineal (o se satura), y el gráfico de residuos. La correlación, por alta que sea, no basta.

MÓDULO: SELECCIÓN DE PRUEBAS

Capítulo 10 · Elegir la prueba correcta: guía práctica de decisión

Ya conocés las pruebas principales. El desafío final —y el más práctico— es **elegir la adecuada** para cada situación. Este capítulo reúne todo en un mapa de decisión, presenta las alternativas **no paramétricas** para cuando no se cumplen los supuestos, y repasa los principios de un buen diseño. Es el capítulo que vas a consultar durante toda tu vida profesional, cada vez que tengas datos y una pregunta.

> **¿QUÉ VAS A APRENDER?**
>
> - Seleccionar el test según el tipo de dato, el número de grupos y el diseño (independiente o apareado).
> - Conocer las pruebas no paramétricas, una por una, cómo funcionan y cuándo usarlas.
> - Entender el canje entre potencia (paramétricas) y robustez (no paramétricas).
> - Ejecutar un χ^2 de independencia paso a paso (observado vs. esperado).
> - Aplicar los cuatro principios del diseño experimental y recorrer el camino de la pregunta al análisis.

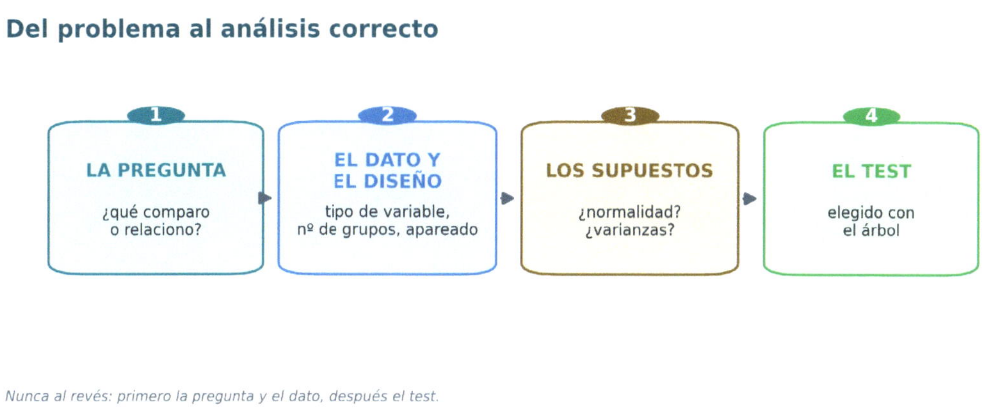

Figura 10.1. El orden correcto: la pregunta y el dato primero; el test, al final.

10.1 · El árbol maestro de decisión

Elegir la prueba es responder, en orden, tres preguntas. Primera: ¿el dato de interés es **cuantitativo o cualitativo**? Segunda: ¿cuántos **grupos** comparo (uno contra un valor, dos, más de dos), o busco una relación entre dos variables? Tercera: si son dos grupos, ¿son **independientes o apareados**? Con esas tres respuestas, el árbol lleva directo al test correcto.

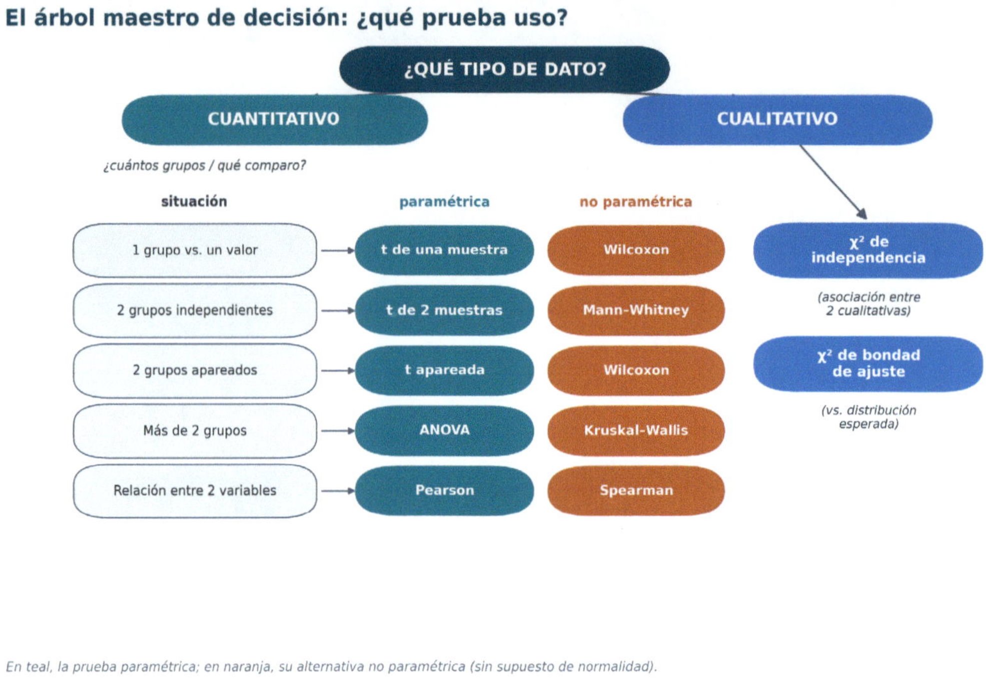
El árbol maestro de decisión: ¿qué prueba uso?
¿QUÉ TIPO DE DATO?
CUANTITATIVO
CUALITATIVO
¿cuántos grupos / qué comparo?
situación
paramétrica
no paramétrica
1 grupo vs. un valor
t de una muestra
Wilcoxon
2 grupos independientes
t de 2 muestras
Mann-Whitney
2 grupos apareados
t apareada
Wilcoxon
Más de 2 grupos
ANOVA
Kruskal-Wallis
Relación entre 2 variables
Pearson
Spearman
χ² de independencia
(asociación entre 2 cualitativas)
χ² de bondad de ajuste
(vs. distribución esperada)
En teal, la prueba paramétrica; en naranja, su alternativa no paramétrica (sin supuesto de normalidad).

Figura 10.2. El árbol maestro de decisión (la figura estrella del tomo): en naranja, la alternativa no paramétrica de cada test.

> **IDEA CLAVE · el orden de las preguntas**
>
> Primero el tipo de dato y el diseño; recién después el test. La mayoría de los errores de análisis nacen de saltear este paso y aplicar una prueba por costumbre ("siempre uso la t") sin verificar si corresponde.

10.2 · Las pruebas no paramétricas

Las pruebas vistas hasta aquí (t, ANOVA, Pearson) son **paramétricas**: suponen que los datos siguen aproximadamente una distribución conocida (la Normal) y trabajan con sus parámetros (media, varianza). Cuando ese supuesto no se cumple —datos claramente no normales, muestra muy chica o variables **ordinales**— se usan las pruebas **no paramétricas**, que no asumen una distribución particular y trabajan con el **orden (los rangos)** de los datos en lugar de sus valores.

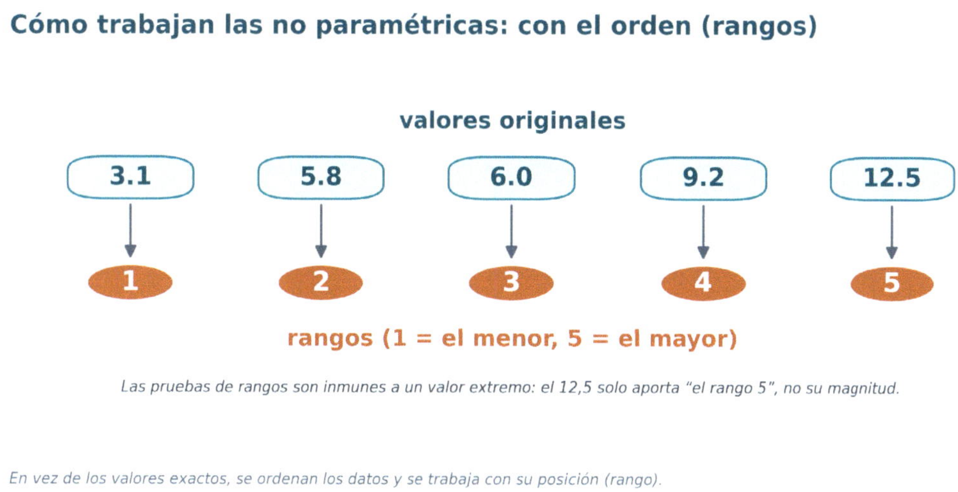

Figura 10.3. Las no paramétricas reemplazan cada valor por su rango (su posición ordenada).

Las principales:

- **χ^2 de independencia:** para ver si dos variables cualitativas están asociadas (por ejemplo, grupo sanguíneo y enfermedad), a partir de una tabla de frecuencias.
- **Mann–Whitney:** compara dos grupos independientes (la alternativa no paramétrica de la t de dos muestras).
- **Wilcoxon (rangos con signo):** compara datos apareados (la alternativa de la t apareada).
- **Kruskal–Wallis:** compara más de dos grupos (la alternativa del ANOVA).
- **Spearman:** mide correlación por rangos, útil cuando la relación no es lineal o hay atípicos (alternativa de Pearson).

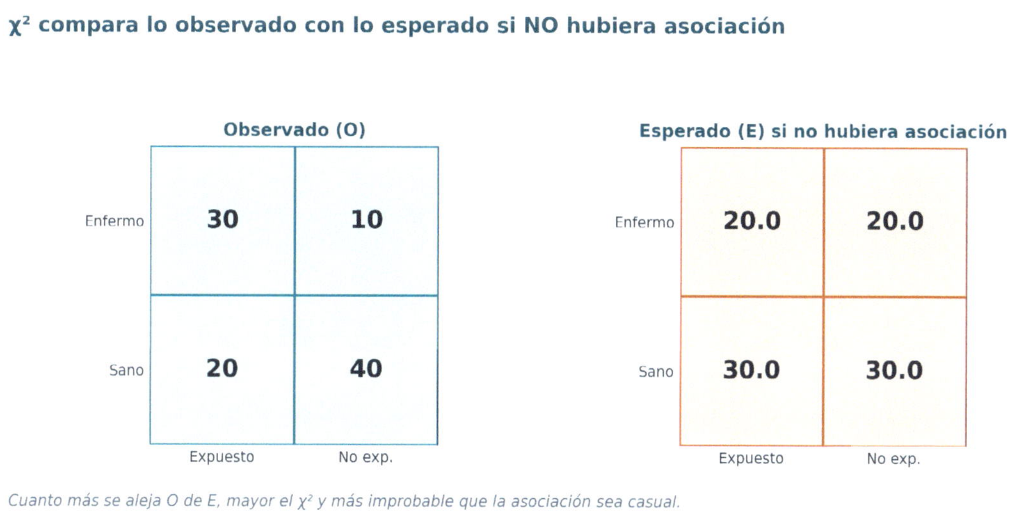

Figura 10.4. El χ^2 mide cuánto se aleja lo observado de lo esperado si no hubiera asociación.

PASO A PASO · un χ^2 de independencia (¿el factor se asocia a la enfermedad?)

Observados: entre 40 expuestos, 30 enfermaron y 10 no; entre 60 no expuestos, 20 enfermaron y 40 no. Totales: filas 40 y 60; columnas 50 enfermos y 50 sanos; n = 100.

1) Esperados (si no hubiera asociación) = fila × columna ÷ n: E = 40·50/100 = 20; 40·50/100 = 20; 60·50/100 = 30; 30.

2) $\chi^2 = \Sigma\,(O - E)^2 / E$ = $(30-20)^2/20 + (10-20)^2/20 + (20-30)^2/30 + (40-30)^2/30 = 5 + 5 + 3{,}33 + 3{,}33 = 16{,}67$.

3) Decisión: con 1 grado de libertad, el valor crítico al 5 % es 3,84. Como 16,67 > 3,84, el valor p es < 0,001: la asociación es estadísticamente significativa.

UN POCO DE HISTORIA · Frank Wilcoxon y los rangos

En 1945, el químico Frank Wilcoxon —cansado de que la matemática de la t no encajara con sus datos de laboratorio— propuso comparar muestras usando solo el *orden* de las observaciones. La idea era casi subversiva: tirar los valores exactos y quedarse con los rangos. Hoy, sus pruebas (y la casi gemela de Mann y Whitney, de 1947) son el estándar cuando la normalidad no está garantizada.

10.3 · Paramétrica o no paramétrica: el canje

¿Por qué no usar siempre las no paramétricas, que piden menos supuestos? Por una razón: cuando la normalidad *sí* se cumple, las pruebas paramétricas son más **potentes** (detectan efectos reales con menos datos), porque aprovechan toda la información de los valores, no solo su orden. Las no paramétricas son más **robustas** (no se dejan engañar por la falta de normalidad ni por los atípicos), pero a cambio pierden algo de potencia.

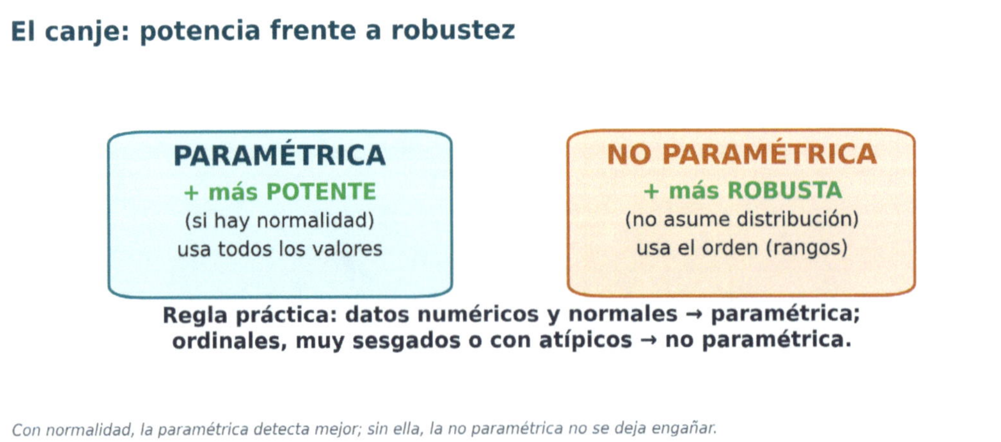

Figura 10.5. El canje: potencia (paramétrica, si hay normalidad) frente a robustez (no paramétrica).

Situación	Prueba paramétrica	Alternativa no paramétrica
Una muestra / apareadas	t de una muestra / t apareada	Wilcoxon
Dos grupos independientes	t de 2 muestras	Mann-Whitney
Más de dos grupos	ANOVA	Kruskal-Wallis
Relación entre dos variables	Correlación de Pearson	Correlación de Spearman
Tablas de frecuencias (cualitativas)	—	χ^2 de independencia

10.4 · Principios de diseño experimental

Ninguna prueba estadística salva a un mal diseño. Cuatro principios hacen creíble un experimento en ciencias farmacéuticas, y conviene entender qué aporta cada uno.

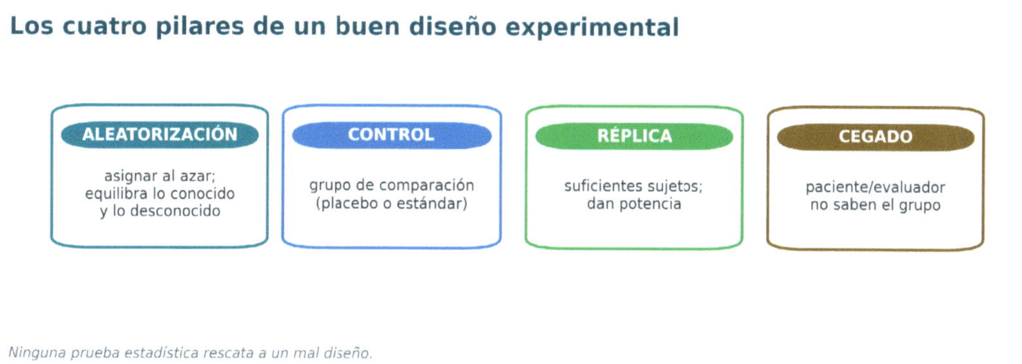
Los cuatro pilares de un buen diseño experimental
ALEATORIZACIÓN
asignar al azar; equilibra lo conocido y lo desconocido
CONTROL
grupo de comparación (placebo o estándar)
RÉPLICA
suficientes sujetos; dan potencia
CEGADO
paciente/evaluador no saben el grupo
Ninguna prueba estadística rescata a un mal diseño.

Figura 10.6. Los cuatro pilares de un buen diseño experimental.

La **aleatorización** (asignar los sujetos a los grupos al azar) equilibra los grupos en todo lo conocido **y lo desconocido**, y es la mejor defensa contra la confusión y el sesgo de selección. El **control** (un grupo placebo o de tratamiento estándar) da un punto de comparación: sin él, no sabríamos qué habría pasado sin la intervención. La **réplica** (un número suficiente de sujetos) da potencia y precisión, y promedia el error aleatorio. El **cegado** (que el paciente y/o el evaluador no sepan qué grupo es cuál) evita que las expectativas contaminen la medición, un sesgo de información clásico.

10.5 · Del problema al análisis

La secuencia sana es siempre la misma, y conviene grabarla: definí la **pregunta**; identificá el **tipo de variable** y el **diseño**; verificá los **supuestos** (normalidad, varianzas); elegí el **test** con el árbol; y recién entonces interpretá el resultado en su contexto biológico o clínico, mirando también el tamaño del efecto y su intervalo de confianza. El número nunca habla solo.

PASO A PASO · elegir el test en tres mini-casos

(a) Comparar la glucemia media de pacientes con tres dietas, datos normales → ANOVA (tres grupos, cuantitativo, normal).

(b) Comparar el grado de dolor (leve/moderado/severo) antes y después en los mismos pacientes → Wilcoxon (ordinal, apareado).

(c) Ver si el sexo se asocia a la respuesta (sí/no) a un fármaco → χ^2 de independencia (dos cualitativas, tabla de frecuencias).

EXCEL EN ACCIÓN

El χ^2 de independencia se obtiene con **=PRUEBA.CHICUAD(rango_observado; rango_esperado)**. Para las pruebas de rangos (Mann–Whitney, Wilcoxon, Kruskal–Wallis, Spearman), el complemento gratuito Real Statistics las agrega a Excel con menús sencillos.

Excel en acción · pruebas de este capítulo (esquema)

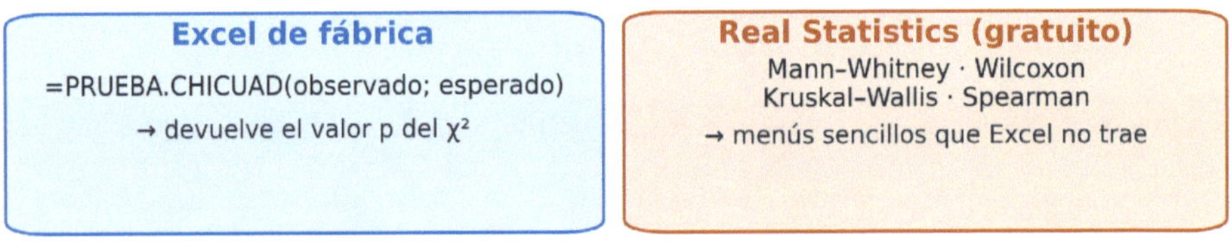

El χ^2 viene de fábrica; las de rangos, con el complemento gratuito Real Statistics.

Figura 10.7. Qué trae Excel de fábrica y qué agrega el complemento gratuito Real Statistics.

PARA RECORDAR

- **Elegí el test según** tipo de dato + nº de grupos + diseño (independiente/apareado).
- **Sin normalidad o con datos ordinales →** no paramétrica (trabaja con rangos): Mann–Whitney, Wilcoxon, Kruskal–Wallis, Spearman, χ^2.
- **Canje:** paramétrica = más potente (si hay normalidad); no paramétrica = más robusta.
- **Buen diseño =** aleatorización + control + réplica + cegado.
- **Workflow:** pregunta → variable → diseño → supuestos → test → interpretación.

Ponete a prueba

A · Opción múltiple

1. Para comparar dos grupos independientes con datos no normales se usa:

a) t de 2 muestras
b) Mann–Whitney

c) ANOVA
d) Pearson

2. La alternativa no paramétrica del ANOVA es:

a) Wilcoxon
b) Kruskal–Wallis
c) χ^2
d) Spearman

3. La alternativa no paramétrica de la t apareada es:

a) Mann–Whitney
b) Wilcoxon
c) Kruskal–Wallis
d) F

4. Las pruebas no paramétricas trabajan con:

a) los valores exactos
b) el orden (rangos) de los datos
c) solo proporciones
d) la media

5. Cuando se cumple la normalidad, las pruebas paramétricas son:

a) menos potentes
b) más potentes
c) idénticas
d) inválidas

6. Asignar los sujetos al azar entre los grupos se llama:

a) cegado
b) aleatorización
c) réplica
d) control

7. El cegado sirve sobre todo para evitar el sesgo de:

a) selección
b) información
c) confusión
d) publicación

8. Para analizar la asociación entre dos variables cualitativas se usa:

a) t
b) ANOVA

c) χ^2 de independencia
d) regresión

9. La alternativa no paramétrica de la correlación de Pearson es:

a) Mann–Whitney
b) Spearman
c) Wilcoxon
d) χ^2

10. El χ^2 compara las frecuencias observadas con las:

a) medias
b) esperadas si no hubiera asociación
c) medianas
d) varianzas

11. El primer paso para elegir una prueba es:

a) mirar el valor p
b) identificar el tipo de dato y el diseño
c) calcular la media
d) abrir Excel

12. Que la muestra sea suficientemente grande (réplica) aporta sobre todo:

a) cegado
b) potencia y precisión
c) aleatorización
d) un grupo control

13. Comparar dolor leve/moderado/severo antes y después en los mismos pacientes:

a) ANOVA
b) t de 2 muestras
c) Wilcoxon
d) Pearson

14. La ventaja de las no paramétricas es que son más:

a) potentes
b) robustas frente a no normalidad y atípicos
c) exactas siempre
d) rápidas de calcular a mano

B · Verdadero o falso (justificá)

1. Si tenés dudas, conviene usar siempre la t porque es la más conocida.
2. Las pruebas no paramétricas no asumen que los datos sean normales.

3. Un buen análisis estadístico puede rescatar a un estudio con mal diseño.
4. El χ^2 sirve para comparar medias de dos grupos.

C · Problemas

1. Querés comparar la glucemia media de pacientes con tres dietas distintas; los datos son normales. ¿Qué prueba usás y por qué no repetir la t?
2. Comparás el dolor (leve/moderado/severo) antes y después en los mismos pacientes. ¿Qué prueba corresponde?
3. Tenés dos grupos independientes con datos muy sesgados y una muestra chica. ¿Paramétrica o no paramétrica? ¿Cuál?
4. Mencioná dos principios de diseño que harías cumplir en un ensayo clínico y qué aporta cada uno.
5. En un χ^2, los observados son a=25, b=25, c=15, d=35. Calculá los esperados (totales de fila y columna) y decí si la asociación parece existir.
6. Querés saber si el grupo sanguíneo (A/B/AB/0) se asocia con padecer o no una enfermedad. ¿Qué prueba usás?
7. Un colega quiere correlacionar dos variables con una relación claramente no lineal y con atípicos. ¿Pearson o Spearman? ¿Por qué?
8. Ordená los pasos correctos para elegir un test a partir de: "test", "pregunta", "supuestos", "tipo de variable y diseño".

D · Casos

Caso 1. Un farmacéutico quiere saber si una nueva formulación reduce el tiempo de disolución respecto de la estándar. Mide 12 comprimidos de cada tipo (grupos independientes); al graficar, los datos de un grupo están muy sesgados por dos valores altos. (a) ¿Qué prueba elegirías y por qué? (b) ¿Qué habrías usado si los datos fueran normales? (c) ¿Qué dos principios de diseño cuidarías al armar el experimento?

Caso 2. Una encuesta cruza "sexo" (varón/mujer) con "respondió al tratamiento" (sí/no) en 200 pacientes. (a) ¿Qué tipo de variables son y qué prueba corresponde? (b) Explicá, con la lógica de observado vs. esperado, cómo decidirías si hay asociación. (c) Si en cambio la variable respuesta fuera el porcentaje de reducción del síntoma (numérico y normal) comparado entre los dos sexos, ¿qué prueba usarías?

Soluciones de este capítulo

Opción múltiple: 1-b · 2-b · 3-b · 4-b · 5-b · 6-b · 7-b · 8-c · 9-b · 10-b · 11-b · 12-b · 13-c · 14-b.

Verdadero o falso. B1 Falso: la t exige normalidad; si no se cumple, corresponde una no paramétrica. B2 Verdadero: por eso trabajan con rangos. B3 Falso: ninguna prueba rescata un mal diseño (sesgos, falta de control). B4 Falso: el χ^2 compara frecuencias de categorías, no medias.

C1. ANOVA de un factor (tres grupos, dato cuantitativo, normal). Repetir la t infla el error tipo I.

C2. Datos ordinales y apareados → prueba de Wilcoxon.

C3. No paramétrica, por la no normalidad y la muestra chica: Mann–Whitney (dos grupos independientes).

C4. Por ejemplo: aleatorización (equilibra los grupos, evita confusión y sesgo de selección) y cegado (evita que las expectativas influyan en la medición).

C5. Totales: filas 50 y 50; columnas 40 y 60; n = 100. Esperados: 20, 30, 20, 30. Observados (25, 25, 15, 35) se apartan poco de los esperados, así que la asociación, si existe, es débil (habría que calcular el χ^2 y su p para confirmarlo).

C6. χ^2 de independencia (dos variables cualitativas, tabla de frecuencias).

C7. Spearman: la correlación por rangos no exige linealidad y resiste los atípicos.

C8. Pregunta → tipo de variable y diseño → supuestos → test.

Caso 1. (a) Mann–Whitney: dos grupos independientes con datos sesgados/atípicos y muestra chica. (b) Con datos normales, la t de dos muestras. (c) Por ejemplo aleatorización (asignar al azar qué comprimidos van a cada método de medición/orden) y cegado del evaluador que cronometra la disolución; también control y réplica suficiente.

Caso 2. (a) Dos cualitativas nominales → χ^2 de independencia. (b) Se calculan las frecuencias esperadas si el sexo y la respuesta fueran independientes (fila × columna ÷ n) y se mide cuánto se apartan los observados; un χ^2 grande ($p < 0{,}05$) indica asociación. (c) Con la respuesta numérica y normal comparada entre dos grupos, la t de dos muestras (o Mann–Whitney si no fuera normal).

www.ingramcontent.com/pod-product-compliance
Lightning Source LLC
Chambersburg PA
CBHW041321210926
51847CB00002B/14